AF453363

Veillées du Presbytère,

OU

ENTRETIENS

SUR LES SCIENCES.

PARIS, IMPRIMERIE DE PAUL DUPONT ET Cie.
Rue de Grenelle-Saint-Honoré, n. 55.

ENTRETIENS

SUR

LA MÉDECINE

DOMESTIQUE.

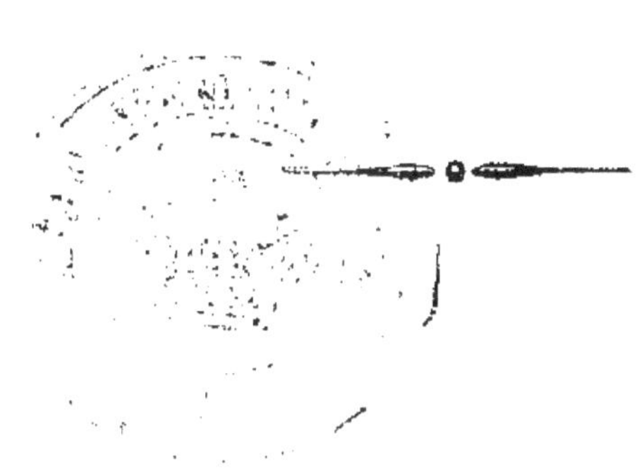

PARIS,

RUE CASSETTE, N° 20.

1837

ENTRETIENS

SUR

LA MÉDECINE DOMESTIQUE.

Ier ENTRETIEN.

Des inflammations en général, et des inflammations
de la peau en particulier.

La médecine est, sans contredit, la plus
vaste de toutes les sciences, ou plutôt c'est
l'assemblage de plusieurs sciences dont chacune, pour être approfondie, exigerait une
vie d'homme toute entière. Le médecin qui
veut exercer avec honneur, qui veut être à
même d'apporter aux malades qui l'appellent
le soulagement qu'ils réclament, doit d'abord
étudier dans ses détails les plus minutieux le
corps humain. Comment, en effet, pourrait-il
faire la moindre opération chirurgicale s'il ne
connaît parfaitement les parties où il doit introduire ses instrumens? Il doit, dans les hôpitaux, se familiariser avec tous les genres
de maladies ; autrement il serait exposé à

prendre les unes pour les autres, à confondre celles qui se ressemblent, et par conséquent à donner des remèdes qui ne feraient qu'aggraver le mal : il doit avoir fait une étude spéciale de la botanique, qui enseigne les diverses propriétés des plantes ; de la chimie, qui, analysant toutes les substances, indique celles qui sont avantageuses ou nuisibles, celles qui ramènent la santé ou donnent la mort ; de la physique, qui fait connaître les divers effets de la température, de l'électricité, de la lumière, etc., etc., sur l'organisation humaine. Aussi, peut-on dire, avec raison, que le médecin qui possède toutes les connaissances qu'exige sa profession est le plus savant des hommes. Avant de délivrer le diplôme de docteur, le gouvernement fait subir de longues et difficiles épreuves à celui qui le demande, et l'on conçoit qu'il se montre rigoureux, puisque ceux à qui il accorde le diplôme ont, pour ainsi dire, entre leurs mains la vie de leurs semblables, qu'ils sauvent s'ils ont été studieux, qu'ils tuent s'ils sont ignorans.

D'après cela, vous concevrez, mes amis, qu'en vous donnant quelques notions sur l'art de guérir, je ne prétends pas vous mettre en état de vous passer tout-à-fait de médecin.

Je veux seulement vous apprendre à connaître les maladies qui affligent le plus communément l'espèce humaine, afin que vous puissiez vous dispenser de l'appeler, dans les
indispositions et les maladies légères, ou bien
administrer d'abord les premiers secours dans
celles qui, étant graves, réclament impérieusement sa présence. Il est des incommodités
que plusieurs négligent de combattre, soit
qu'ils ne connaissent pas les remèdes qu'il
faut leur opposer, soit que les jugeant de
peu d'importance, ils ne veuillent pas, pour
si peu, avoir à payer des consultations ou des
visites. Ces incommodités, cependant, finis-
sent souvent par s'aggraver, et quand on se
détermine à faire venir un homme de l'art,
elles sont déjà trop bien enracinées pour
qu'on puisse en être délivré. C'est, en effet,
dès le commencement, dès l'origine d'une
maladie, qu'il faut faire usage de prescrip-
tions et de remèdes ; quand elle s'est bien
établie dans le corps, lorsqu'elle y a fait des
ravages, qu'elle y a, pour ainsi dire, creusé sa
demeure, il est difficile, souvent impossible
de l'en déloger, et l'on s'aperçoit alors que
c'est une fausse économie que de remettre à
un autre temps l'emploi des remèdes et les
conseils du médecin.

(8)

Aussitôt que vous serez atteint de malaise, de quelque mal qui vous paraîtra léger, rappelez-vous les leçons que je vais vous donner : voyez si, dans les maladies que j'aurai décrites, il en est quelqu'une qui se rapproche de celle que vous avez, et s'il en est, traitez-la comme je l'aurai indiqué. Dans le cas où vous n'auriez aucune indication, aucun guide que vous puissiez suivre, allez consulter le médecin ; c'est ce que vous avez de mieux, de plus prudent, de plus économique à faire.

Il n'entre pas dans mon plan de vous faire une nomenclature complète de toutes les maladies ; je ne veux, je le répète, traiter que de celles qui sont les plus communes, les plus faciles à reconnaître et à guérir. Je commencerai par vous dire quelques mots de l'inflammation en général, ensuite je ferai l'histoire de quelques inflammations particulières.

DE L'INFLAMMATION.

L'inflammation est un terme par lequel on désigne un genre particulier de maladie auquel toutes les parties du corps sont sujettes, et sous lequel on comprend aussi les affections très nombreuses auxquelles cette maladie est jointe.

Si toutes les maladies ne sont pas des inflammations, comme quelques médecins l'ont prétendu, en y rapportant non-seulement toutes les maladies fébriles, mais encore toutes les lésions d'organes, il faut du moins reconnaître qu'elle est un des genres de maladies les plus fréquents et les plus variés.

Symptômes.—On peut les diviser en *locaux* et en *généraux*. Les symptômes locaux ne sont pas toujours faciles à apprécier ; plusieurs même échappent à notre observation, lorsque l'organe est profondément situé. Ils consistent 1º dans la *rougeur*, qui varie du rose au violet le plus intense ; 2º dans une *tuméfaction*, ou enflure plus ou moins considérable ; 3º dans une augmentation de la *chaleur* de l'organe affecté ; 4º dans une *douleur* très variable dans son intensité et dans ses caractères ; 5º dans le dérangement des fonctions de l'organe affecté. Les symptômes *généraux* qui ont lieu dans les inflammations offrent, en général, une intensité proportionnée à l'importance de l'organe, à son degré de sensibilité, à l'étendue de l'inflammation. Parmi ces symptômes, on distingue l'altération de la physionomie, la faiblesse dans les membres, le mal de tête, l'insomnie, la perte de l'appétit, la soif, la fréquence de la respiration, l'accélération du pouls, l'altération du sang tiré des veines qui se couvre de couenne, la couleur foncée de l'urine, la chaleur de la peau. Ces phénomènes commencent avec l'inflammation, augmentent pendant son progrès, diminuent à son déclin, et cessent avec elle.

La marche des inflammations présente trois périodes ordinairement distinctes : l'*accroissement*, l'état de *station* et le *déclin*; en outre, on observe généralement des variations journalières qui constituent les *paroxismes* et les *rémissions*. Les paroxismes ont ordinairement lieu le soir; ils sont marqués par l'augmentation de la douleur et de la chaleur, par des pulsations plus fortes, par l'intensité plus grande de la rougeur et du gonflement, et surtout par une fréquence plus grande du pouls. La rémission a ordinairement lieu le matin. Alors tous les phénomènes précédens paraissent avoir beaucoup diminué d'intensité.

Le traitement des inflammations devant varier suivant les organes affectés de cette maladie, nous en parlerons seulement en faisant l'histoire de l'inflammation des divers organes.

INFLAMMATION DE LA PEAU.

Les inflammations de la peau sont très nombreuses. Je décrirai les principales, qui sont : l'érysipèle, la rougeole, la scarlatine, l'urticaire, la variole, les dartres, etc....

1° *L'Érysipèle.*

Causes.—Une peau fine et impressionnable, l'insolation, les topiques irritans, le printemps et l'automne, les piqûres légères, l'usage habituel d'alimens épicés ou de liqueurs fermentées, sont autant de causes de l'érysipèle. Mais il n'est pas nécessaire qu'elles soient toutes réunies, une seule suffit souvent pour occasionner cette maladie inflammatoire.

Symptômes.—Légère tuméfaction de la peau irrégulièrement circonscrite, avec rougeur plus ou moins intense disparaissant par la moindre pression, mais revenant subitement dès qu'on cesse de comprimer les tégumens enflammés ; douleur vive accompagnée d'un sentiment de chaleur âcre et brûlante ; desquamation consécutive ; l'érysipèle se développe, le plus ordinairement, au visage et aux mamelles ; il est susceptible d'occuper successivement diverses parties du corps, et même de revenir périodiquement.

Traitement.—L'érysipèle, quand il n'est pas compliqué d'autre maladie, peut se guérir par de simples attentions de régime, et en évitant de commettre aucune imprudence. Pour le traiter, on prend, à l'intérieur, de l'eau d'orge édulcorée avec du miel ou acidulée avec le sirop de vinaigre, de l'eau rougie avec le vin ; et l'usage des fruits, comme les pommes, les poires, les oranges, peut être permis. Il est prudent de ne permettre l'application sur la peau ni des corps gras ni des corps humides : on peut, tout au plus, permettre d'étendre, sur la partie enflammée, une légère couche de farine d'avoine ou de froment.

2° *Rougeole.*

Causes.—La rougeole est contagieuse ; elle règne surtout au printemps, et sur les enfans principalement. Elle n'attaque, en général, qu'une seule fois le même individu ; c'est ordinairement du deuxième au huitième jour qu'a lieu la transmission du principe contagieux.

Symptômes.—*Première période.* Malaise général, lassitude, fièvre, mal d'yeux, rhume de cerveau, toux sèche, aiguë, sonore, quintes peu prolongées : ces phénomènes persistent de deux à huit jours avant l'éruption. —*Deuxième période*. Ordinairement, après le troisième ou quatrième jour, on voit apparaître, à la face d'abord, puis au cou, à la poitrine et aux membres, de petites taches rouges comme des piqûres de puces ; d'abord distinctes et arrondies, bientôt elles se réunissent, forment des plaques déchiquetées, peu ou point élevées au-dessus du niveau de la peau, ayant souvent la forme d'un demi-cercle ou d'un croissant, et accompagnées de vives démangeaisons et de chaleur brûlante. — *Troisième période*. Elle a lieu ordinairement vers le huitième ou le neuvième jour ; la peau s'enlève en petites écailles furfuracées.

Traitement.—Le calme, une chaleur tempérée, des boissons délayantes, mucilagineuses et sucrées, doivent suffire. Ainsi le malade ne sortira pas de sa chambre, qui sera modérément chaude ; il ne s'occupera d'aucune chose qui pourrait le tracasser ; il fera diète, ou ne mangera tout au plus que des légumes, et boira de la tisane d'orge et de chiendent édulcorée avec du sucre ou du miel, ou bien une infusion de fleurs de mauve édulcorée de la même manière.

(14)

5o *Scarlatine.*

Causes.—Ce que nous avons dit des causes
de la rougeole est applicable à la scarlatine,
avec cette différence qu'elle règne principalement en automne ; c'est ordinairement du
troisième au sixième jour après l'exposition
à la contagion, que la scarlatine se développe.

Symptômes.—*Première période.* Frisson, malaise général, douleur dans les lombes, nausées, mal de gorge. Après vingt-quatre heures
a lieu la *seconde période.* Une éruption se
montre d'abord sur le cou, la face, puis sur
la poitrine et les membres. Ce sont d'abord de
petits points d'un rouge peu foncé, puis d'un
rouge vif, qui se multiplient, se touchent, et
forment de larges plaques qui souvent se
réunissent, en sorte que la teinte est uniforme : elle est d'un rouge écarlate, semblable à celle que donnerait du suc de fram-
boises ; elle augmente vers le soir. La surface est rugueuse, un peu élevée au-dessus
du niveau de la peau, avec douleur, cuisson
et tuméfaction très notable sur toute la face,
aux mains et aux pieds ; la langue est d'un
rouge foncé caractéristique. *Troisième période.*
La peau s'enlève, du troisième au quatrième

jour, par larges plaques, souvent aux mains et aux pieds, quelquefois un doigt entier se dépouille d'un seul et même morceau d'épiderme.

Traitement.—Le traitement de la scarlatine a la plus grande analogie avec celui de la rougeole ; nous renvoyons donc au traitement de cette dernière maladie : nous ajouterons seulement que si l'inflammation de la gorge est considérable, on doit y appliquer des sangsues, plus ou moins, selon la force des individus, prescrire des cataplasmes ; des gargarismes adoucissans sont surtout convenables.

4º *Urticaire.*

Causes. — L'usage des moules, d'œufs de quelques poissons, le contact des orties et d'autres causes encore inconnues, occasionnent cette maladie.

Symptômes.—Cette affection, qui n'est point contagieuse, est caractérisée par des plaques proéminentes rouges ou blanchâtres, souvent entourées d'une auréole d'un rouge vif, accompagnées de démangeaisons fort incommodes, qui augmentent surtout par la chaleur du lit. Les plaques apparaissent et disparaissent rapidement sur toute la surface du corps : en se grattant, le malade peut les faire apparaître.

Traitement. — La diète, les boissons acidulées, comme limonade, sirop de vinaigre, eau de groseille, etc. Si l'urticaire est accompagnée d'une constipation opiniâtre , il suffit souvent, pour la guérir, de rétablir le cours des déjections en prenant, par exemple, un lavement fait avec une ou deux onces d'huile de ricin, bien battue dans de l'eau tiède. Quand l'urticaire résiste à ces remèdes, les sangsues ou les saignées, les bains d'eau fraîche sont prescrits.

5° *Gale.*

Causes.—La jeunesse, le tempérament sanguin, les climats chauds sont les causes prédisposantes de la gale ; elle est contagieuse et attribuée à un insecte qui se loge et se multiplie dans l'épaisseur de la peau.

Symptômes. — Vésicules légèrement pointues, transparentes au sommet, un peu plus larges à leur base, un peu rosées, accompagnées de démangeaisons qui obligent le malade à se gratter et à déchirer les vésicules qui sont alors remplacées par une foule de petits points rouges. La gale peut se montrer partout, excepté à la figure ; elle est surtout apparente entre les doigts, aux poignets et au bas-ventre : elle apparaît douze ou quinze jours après le contact d'un galeux.

Traitement. —Lorsque la gale est récente, on peut négliger de rien prendre à l'intérieur et se borner à des frictions qui font périr l'insecte qui propage la maladie. Ces frictions se font sur les parties malades, avec de l'onguent mercuriel, ou bien ce qui vaut mieux, avec de la pommade soufrée ; on peut encore les faire avec de la fleur de soufre. Ceux qui n'auraient à leur disposition aucun de ces médicamens, pourraient se laver avec de l'eau dans laquelle ils auraient fait bouillir du tabac : on conseille aussi les bains d'eau de Barrège. Ces divers moyens suffisent pour produire une entière guérison ; mais voici celui qui réussit le mieux et le plus promptement. Le soir, on remplit de feu une bassinoire ; on jette sur ce feu un ou deux gros de salpêtre ou nitrate de potasse, ou bien un ou deux gros de fleur de soufre, et l'on bassine le lit du malade, de telle sorte qu'il contienne le plus possible de vapeur sulfureuse. On fait ensuite coucher le malade, et l'on borde le lit de tous côtés, ne laissant dehors que la tête. Dès la première nuit de ce traitement, les démangeaisons diminuent beaucoup d'intensité, et huit jours, ou quinze au plus, suffisent pour faire disparaître la maladie.

Si la maladie était ancienne, il faudrait, en outre, prendre à l'intérieur une tisane faite avec de la racine de patience, de la fumeterre et de la douce-amère qu'on ferait bouillir durant dix minutes.

6° *Dartres.*

Causes.— Il faut une prédisposition particulière pour contracter des dartres, mais cette prédisposition est inconnue dans sa nature ; elle se transmet souvent par voie de génération ; elle est si grande, dans certains individus, que la moindre égratignure est suivi d'une dartre. Il est certain aussi que les dartres sont contagieuses; c'est-à-dire qu'elles se communiquent par le contact.

Tout ce qui irrite la peau peut devenir cause de dartres. Les climats *brûlans*, la malpropreté, la suppression de la transpiration occasionnent des dartres ; mais la source la plus féconde de ces maladies est dans les alimens irritans, et principalement ceux qui sont salés, poivrés, fumés, fermentés, gâtés, aqueux ou indigestes.

Symptômes.— Lorsque les dartres commencent à se manifester, on aperçoit sur la peau un assemblage de petits boutons rouges, abondans, épars ou réunis, dont l'apparition est annoncée par un sentiment de tension très incommode ou de démangeaisons plus ou moins violentes; bientôt ces boutons, d'où suinte une humeur, se convertissent en légères écailles farineuses, ou en larges exfoliations. Quelquefois ce sont des croûtes épaisses qui couvrent le siége du mal. Quelquefois ce sont des pustules qui s'élèvent et se maintiennent avec leur forme primitive jusqu'à leur dessiccation; dans d'autres cas, ce sont des vésicules remplies d'un fluide séreux, transparent, qui naissent et s'éteignent avec la rapidité de l'érysipèle.

Les dartres se dessinent ordinairement sur la peau par plaques arrondies. Les unes forment des cercles réguliers, plusieurs sont ovales ou semilunaires; enfin elles affectent mille formes variées. Un caractère frappant de ces diverses sortes de dartres est de s'étendre de s'agrandir presque continuellement. Les dartres peuvent aussi se déplacer ou même disparaître pour se remontrer ensuite sur quelque autre partie. Quelquefois elles s'étendent jusque sous les ongles, dont elles provoquent la chute.

Les éruptions dartreuses excitent sur la peau des démangeaisons plus ou moins fortes : quelquefois il n'y a qu'une seule partie en souffrance ; mais quelquefois aussi la peau de tout le corps est en proie à des cuissons dévorantes. Quelques malades ont la sensation d'un brasier qui les consume, d'autres éprouvent des élancemens semblables à ceux que produiraient des aiguilles enfoncées dans les chairs. Plusieurs se croient tourmentés par des insectes. Tandis que la surface du corps est ainsi tourmentée, l'intérieur fait avec la plus grande régularité toutes ses fonctions.

Il y a des dartres de plusieurs espèces ; nous allons les signaler en détail, et nous ferons même la description de leurs variétés.

1re espèce. — Dartre furfuracée.

Se manifeste sur une ou plusieurs parties de la peau par de légères exfoliations de l'épiderme, semblables à de la farine ou à du son. Tantôt ces petites écailles sont très adhérentes à la peau, tantôt elles s'en détachent avec une extrême facilité.

1re *Variété. — Dartre furfuracée volante.* —Ainsi appelée à cause de son caractère ambulant. Quelquefois la matière farineuse qui la constitue s'enlève avec la plus grande facilité. Les individus qui ont les cheveux blonds ou roux, la peau blanche et sans énergie y sont les plus exposés.

2e *Variété. Dartre furfuracée arrondie.* — Elle forme sur la peau des plaques circulaires et arrondies dont les bords sont plus rudes et plus élevés que le milieu. Souvent même à mesure que les plaques s'agrandissent, leur centre devient parfaitement sain et reprend sa couleur naturelle. Elle attaque ordinairement des sujets forts et robustes, de tempérament bilieux ou sanguins. Les dartres se manifestent de préférence aux bras et aux jambes, particulièrement au voisinage du coude et du genou.

2e espèce.— Dartre squammeuse.

Elle se manifeste sur une ou plusieurs parties de la peau par des exfoliations de l'épiderme en écailles plus larges que dans l'espèce précédente ; ces exfoliations s'enlèvent aisément de la peau. Souvent même elles tombent spontanément à mesure qu'elles se dessèchent.

1re *Variété.— Dartre squammeuse humide.* — La peau exhale presque continuellement une humeur qui ressemble à des gouttes de rosée, et qui est quelquefois très abondante.

Cette dartre se manifeste le plus communément aux oreilles, au nez, à la bouche, au parties génitales. Souvent elle occupe toute la peau.

2e *Variété. — Dartre squammeuse orbiculaire.* — Elle est le plus souvent sèche, et présente quelquefois l'aspect de plusieurs cercles concentriques : elle forme des écailles sèches qui tombent et se renouvellent successivement ; elle occupe ordinairement le milieu et le tissu graisseux des joues; elle est beaucoup plus vive en certains temps qu'en d'autres.

5e *Variété. — Dartre squammeuse centrifuge.* —On aperçoit dans le creux des deux mains des cercles ou points orbiculaires résultant du dessèchement de l'épiderme, qui blanchit. Ces cercles, plus ou moins nombreux vont, en s'agrandissant du centre à la circonférence, jusqu'à ce que la main se trouve entièrement dépouillée; alors l'épiderme se reproduit et l'affection dartreuse disparaît entièrement

4e *Variété.—Dartre squammeuse lichénoide.—* Elle est formée par des écailles dures, coriaces, blanchâtres, et exactement analogues à des lichens par leur couleur et leur consistance.

3e espèce. — Dartre crustacée.

Se manifeste sur une ou plusieurs parties

de la peau par des croûtes jaunes , grises , blanchâtres, ou verdâtres, de formes variées; ces croûtes tombent, et sont remplacées par d'autres ou restent plus ou moins adhérentes à la peau.

1re *Variété.* — *Dartre crustacée flavescente.* — Elle est le résultat d'un suintement croûteux dont la couleur jaune présente l'aspect du miel lorsqu'il est desséché. Sa marche a quelque analogie avec celle de l'érysipèle. Le tissu au dessous de la peau est un peu gonflé. Elle occupe ordinairement le milieu de l'une ou des deux joues , rarement d'autres parties du corps.

2e *Varieté.* — *Dartre crustacée stalactiforme.* — Ainsi appelée parce que la croûte qui la forme pend ordinairement à la manière des stalactites. Elle attaque toujours les ailes du nez.

3e *Variété.* — *Dartre crustacée en forme de mousse.* — Elle est formée de croûtes d'un gris verdâtre et entourée d'une auréole rouge qui enchâsse pour ainsi dire la peau. Celle-ci est toujours un peu tuméfiée, de là vient que les croûtes s'enlèvent très difficilement. On l'observe sur les mains, au dessus du genou et sur le visage.

4ᵉ espèce. — Dartre rongeante.

Se manifestant sur une ou plusieurs parties de la peau, par des boutons pustuleux ou ulcères rongeans, qui fournissent un pus fétide. Ces boutons ou ulcères ne se bornent point à la peau: ils corrodent les muscles et les cartilages, et s'étendent même quelquefois jusques aux os.

5ᵉ espèce. — Dartre pustuleuse.

Se manifeste sur une ou plusieurs parties par des pustules plus ou moins volumineuses, plus ou moins rapprochées. La matière contenue dans ces pustules se dessèche et forme des écailles et des croûtes légères qui tombent, et communément sont remplacées par des taches rouges.

1ʳᵉ *Variété.—Dartre pustuleuse mentagre.—* Ainsi appelée parce qu'elle occupe ordinairement le menton. Elle est très opiniâtre chez l'homme à cause de l'irritation entretenue par l'action du rasoir.

2ᵉ *Variété. — Dartre pustuleuse couperose.—* Elle occupe principalement le nez, le haut des joues, les pommettes et surtout le front ; elle est souvent compliquée d'une affection scorbutique des gencives. Ceux qui boivent habituellement et avec excès des liqueurs spiritueuses y sont très sujets.

3ᵉ *Variété.— Dartre pustuleuse miliaire.*—Elle est formée de petits grains blanchâtres et luisans absolument semblables à des grains de millet. Elle attaque souvent le front des jeunes filles qui approchent de la puberté.

4ᵉ *Variété.— Dartre pustuleuse disséminée.*— Elle est composée de boutons rougeâtres dispersés çà et là sur la peau. Ces boutons plus gros que ceux des variétés précédentes sont très opiniâtres, et, lorsqu'ils viennent à s'éteindre, ils laissent des taches d'un rouge sale. Ils se manifestent ordinairement sur la poitrine, derrière les épaules, quelquefois sur le visage.

6ᵉ espèce. — Dartre phlycténoïde.

Se manifestant par des phlyctènes ou vésicules de forme et de grandeur variées. Ces vésicules, produites par le soulèvement de l'épiderme et remplies de sérosité, laissent après leur dessiccation des écailles rougeâtres analogues à celles qui surviennent après la terminaison de l'érysipèle.

Variété. — Dartre phlycténoïde confluente.— Ses vésicules sont répandues en si grand nombre sur toute la surface du corps qu'elles se touchent et se confondent ; l'on observe néanmoins entre elle des échancrures.

7ᵉ espèce. — Dartre érythémoïde.

Se manifestant par des élevures rouges et enflammées produites par le gonflement de la peau ; elles se terminent à la longue par de légères exfoliations de la peau.

Traitement. — Il est avantageux de commencer le traitement d'une dartre quelconque par des lotions émollientes faites avec de l'eau dans laquelle on aura fait bouillir de la racine de guimauve et une tête de pavot ou bien de la graine de lin et une tête de pavot. Ces lotions devront être tièdes, et répétées cinq ou six fois dans la journée. Dans l'intervalle des lotions, on appliquera sur la dartre des cataplasmes de farine de graine de lin ou de mie de pain. Si l'irritation était considérable, on aurait en même temps recours aux saignées générales ou aux sangsues appliquées autour de la dartre.

Au lieu de cataplasmes on applique souvent sur les dartres, avec avantage, un linge troué enduit de cérat dans lequel on a fait entrer de la fleur de soufre, et, par dessus ce linge, on met un plumasseau de charpie sèche ou imprégnée d'eau dans laquelle on a fait bouillir une ou deux têtes de pavot. Le soufre, en effet, semble agir d'une manière particulière sur les dartres. Il en guérit un très grand nombre ; mais son efficacité a été bien exagérée, il n'amène souvent aucun résultat, et quelquefois même il est nuisible.

Lorsqu'on fait des applications de cérat soufré, il faut les renouveler une ou deux fois dans les vingt-quatre heures et chaque fois laver la dartre avec beaucoup de soin, employant pour cela des décoctions de racine de guimauve ou de graine de lin jointe à la tête de pavot.

Durant tout le traitement, on devra suivre un régime doux, évitant les mets salés, épicés, indigestes, et les liqueurs fermentées. Dans l'intervalle des repas, on boira une tisane dépurative faite avec de la chicorée amère ou de la racine de patience et de la fumeterre. On fera bien de joindre à tout cela des bains généraux tièdes, ou mieux encore des bains d'eau de Barrége.

7° *Variole.* (*petite vérole*).

Cette affection est éminemment contagieuse. On l'observe principalement au printemps et en automne, presque toujours dans l'enfance, quelquefois chez les adultes et même chez les vieillards ; elle n'atteint en général qu'une seule fois le même individu.

Symptômes. — *La première période ou d'incubation.* — Dure de six à vingt jours depuis l'infection jusqu'à l'invasion, et n'offre aucun signe visible. — *Deuxième période ou d'invasion.* Frissons, nausées, vomissement, mal de tête ; douleur dans les membres et surtout dans les lombes. — *Troisième période ou d'éruption.* Le matin ou dans le milieu du quatrième jour après l'invasion, apparaissent successivement, dans l'espace de deux jours, sur la figure, et notamment autour de la lèvre supérieure, sur les côtés du nez ; ensuite au cou, à la poitrine et sur les membres, de petites taches rouges circulaires, surmontées d'une légère élévation pointue, rouge et dure ; le deuxième jour de leur apparition, les boutons s'élargissent et une vésicule transparente se développe à leur sommet ; le troisième jour, le liquide devient trouble, d'un blanc jaunâtre ; le bouton se déprime. — *Quatrième période ou de suppuration.* Le quatrième jour de l'éruption, les pustules ont acquis le volume d'un lentille, ont une forme sphérique, sont remplies d'une matière opaque et puriforme, surmontent une base ou auréole gonflée, enflammée et douloureuse ; les intervalles qui les séparent se tuméfient et rougissent ; la face se gonfle, les paupières cachent les yeux, la tête acquiert un volume énorme ; les symptômes de l'irritation de l'estomac et des intestins se raniment ainsi que la fièvre, et s'affaiblissent au bout de vingt-quatre à quarante-huit heures. —*Cinquième période* ou *de dessiccation*. Le septième jour de l'éruption commence la dessiccation. Les pustules offrent un point obscur à leur centre, l'épiderme se rompt, le pus s'écoule, se concrète, et forme une croûte sous laquelle le pus séjourne, et qui devient le siége d'une vive démangeaison. — *Sixième période* ou de *desquamation*. Les croûtes deviennent brunes, noires, et tombent au dixième jour de l'éruption ; à ces croûtes succèdent des écailles furfuracées qui sont souvent elles-mêmes remplacées par des cicatrices très apparentes.

On a appelé *variole discrète* celle dans laquelle les pustules sont peu nombreuses, et l'inflammation de l'estomac et des intestins peu intense ; on a nommé *variole confluente* celle dans laquelle les pustules se touchent, et sont accompagnées d'une violente inflammation de l'estomac et des intestins. Dans ce dernier cas on observe souvent des congestions mortelles du côté du cerveau ou du côté de la poitrine ; alors surviennent des pertes de sang par diverses issues, la gangrène de la peau, et le sujet meurt dans l'asphyxie.

Traitement. — Ce qu'on ne saurait d'abord trop recommander aux parens, c'est de faire vacciner leurs enfans ; la vaccine, à la vérité, inocule la variole, mais elle est bénigne, passagère, n'est accompagnée d'aucun symptôme grave et prévient l'invasion d'une variole dangereuse, contre laquelle toutes les ressources de l'art sont trop souvent impuissantes.

Les symptômes qui précèdent l'éruption des pustules, étant ceux de l'inflammation des voies digestives, on doit, dès qu'ils se manifestent, appliquer des sangsues sur le creux de l'estomac, couvrir le ventre de cataplasmes de farine de graine de lin, administrer des lavemens émolliens, c'est-à-dire faits avec la racine de guimauve ou la graine de lin, prescrire la diète absolue et l'usage de tisanes d'orge et de chiendent ou de limonade cuite, ou simplement d'eau édulcorée avec du sirop de groseilles ou sirop de vinaigre, ou plus simplement encore d'eau sucrée, dans laquelle on verse un filet de vinaigre.

Lorsque l'éruption commence, les symptômes d'inflammation viscérale disparaissent ordinairement ; alors il faut se borner à l'usage des boissons prescrites plus haut ; mais, au lieu de les administrer froides, on les fera tiédir ou chauffer légèrement. On peut également , dans ce cas , permettre quelques bouillons légers au malade ; mais si les boutons sont nombreux , il est plus sage de continuer la diète, parce que l'intensité de l'inflammation de la peau ranimera celle des voies digestives , et que des substances alimentaires ne feraient que hâter cet effet et le rendre plus violent. Mais si la gastro-entérite ou inflammation des voies digestives persiste , et que son intensité s'oppose à la sortie facile des boutons, la saignée ou l'application des sangsues sur le creux de l'estomac doit être encore employée ; on y joint avec avantage les bains tièdes et les cataplasmes de farine de lin sur les pieds et les mains.

Dès que l'éruption est complète, si elle n'est pas très abondante, il ne reste qu'à surveiller le régime du malade, et à le préserver du froid sans l'étouffer de couvertures. Si au contraire les pustules sont très nombreuses, la face se gonfle énormément, elle devient le siége d'un érysipèle plus ou moins violent, qui peut faire naître une inflammation cérébrale ; toute la peau s'enflamme vivement et, réagissant sur le tube digestif, y détermine une inflammation violente. C'est toujours la même conduite à tenir : combattre ces inflammations de la manière qu'il a été prescrit plus haut. Enfin si l'éruption se fait difficilement à la plante des pieds et à la paume des mains, en raison de l'épaisseur de la peau de ces parties, on la favorise par des bains locaux émolliens, c'est-à-dire en mettant les pieds et les mains dans de l'eau tiède, où l'on a fait bouillir de la racine de guimauve ou de la graine de lin.

L'éruption disparaît quelquefois. Si cet effet n'est pas dû à une augmentation de l'inflammation viscérale, on peut avoir recours aux vésicatoires ou aux synapismes dont on retire alors de très bons effets. Quand l'éruption est pâle ou livide, le malade débile, épuisé, et l'inflammation interne peu considérable, on peut administrer à l'intérieur des décoctions de quinquina ou du vin chaud, mais en petite quantité.

8ᵉ *Teigne.*

Symptômes. — Démangeaison, plus ou moins intense, au cuir chevelu ou au front ; apparition de pustules, de vésicules entourées d'un cercle rouge ou d'éminences circonscrites, coniques, dures et blanchâtres, contenant un liquide jaunâtre d'une odeur désagréable qui, en se desséchant, prend différens aspects, sur lesquels sont basés en partie les variétés suivantes de cette maladie.

Teigne faveuse. — Croûtes épaisses d'un jaune fauve, ayant la forme de tubercules plus ou moins larges, et offrant à leur centre une dépression en godet, ce qui leur donne l'aspect des alvéoles d'une ruche. Ces croûtes sont enchâssées dans la peau ; souvent elles sont entourées de gerçures du cuir chevelu, d'où suinte une humeur épaisse, purulente, qui répand une odeur comparée à celle de l'urine de chat. Cette teigne occupe le front, les tempes, le cou et les coudes, elle attaque particulièrement les enfans de deux à quinze ans.

Teigne granulée ou *rugueuse.* — Croûtes formant des tubercules ou des grains, tantôt gris, tantôt brunâtres, d'une forme irrégulière, qu'on a comparées à des grains de mortier desséchés et tombés des murailles. Ces croûtes n'offrent pas d'excavations à leur sommet ; elles répandent une odeur aigre de beurre rance, attaquent très rarement les adultes, et sont bornées au cuir chevelu.

Teigne furfuracée. — **Point de croûtes**, mais des écailles furfuracées, c'est-à-dire imitant le son ou la farine, blanchâtres, plus ou moins épaisses, avec suintement d'un liquide visqueux et fétide, qui se dessèche et donne naissance à de nouvelles écailles. Cette teigne ne se développe pas passé l'âge de sept ans.

Teigne amiantacée. — Petites écailles de couleur argentine, nacrée, entourant les cheveux dans toute leur longueur, et formant ainsi des filamens qui ressemblent à de l'amiante; elle ne répand point d'odeur et se remarque uniquement chez les adultes, surtout chez les individus mélancoliques.

Teigne muqueuse. — Ulcérations superficielles formant un mucus semblable à du miel corrompu et qui, en se desséchant, forme des croûtes d'une couleur cendrée verdâtre, ou jaune comme de la cire. Cette teigne s'étend du cuir chevelu aux tempes et quelquefois aux membres ainsi que la teigne faveuse. Elle attaque les enfans, depuis l'époque de la lactation jusqu'à l'âge de quatre ans. Lorsque l'écoulement qu'elle détermine tarit entièrement et trop promptement, l'enfant devient morose et languissant.

Causes. — Elles sont assez obscures. L'enfance en est presque exclusivement atteinte;

cependant on l'a vue se déclarer quelquefois, mais rarement, chez les adultes, et même chez les vieillards. La malpropreté et l'usage des alimens grossiers, indigestes, paraissent concourir à son développement. On pense que les coiffures trop chaudes, comme les calottes de laine sur la peau, en sont une des causes fréquentes ; on croit aussi que les passions violentes, telles que la colère chez une nourrice, peuvent faire naître cette maladie chez son nourrisson s'il prend le sein immédiatement après qu'elle s'est livrée à son emportement.

Traitement. — La teigne a la plus grande analogie avec les dartres. Comme cette dernière maladie, elle est difficile à guérir ; comme elle, elle occasionne des démangeaisons, donne lieu à un suintement d'humeurs, se communique facilement par contagion : aussi son traitement est-il à peu près semblable à celui des dartres.

Entre les mains des bonnes femmes, la teigne guérit souvent par les soins de propreté, l'emploi du beurre frais ou d'une calotte faite avec une vessie imprégnée d'huile. Les cataplasmes émolliens renouvelés deux fois dans les vingt-quatre heures et continués durant quelques semaines ont aussi de très heureux résultats. Tant que la douleur, les démangeaisons sont fortes, que l'inflammation est vive et le suintement abondant, il faut avoir recours à ces cataplasmes, auxquels on associe avec avantage quelques applications de sangsues derrière les oreilles. Ensuite, c'est-à-dire, lorsque la démangeaison, la douleur est légère ou nulle, l'inflammation amortie, le suintement presque tari, on pourra faire usage de pommade soufrée, qui est encore celui de tous les topiques qui procure le plus de guérisons. Durant le traitement, on suivra un régime dont les alimens seront légers, de facile digestion, et l'on boira entre les repas de la tisane faite avec une ou plusieurs des plantes suivantes : pensée, scabieuse, trèfle d'eau, chicorée sauvage, cresson, patience, fumeterre, douce-amère, bardane.

Les cautères, les sétons, les purgatifs à petites doses sont également employés avec succès comme révulsifs.

IIe ENTRETIEN.

De l'inflammation des membranes muqueuses.

Les membranes muqueuses prennent leur nom du fluide qu'elles sécrètent, ce qui les lubréfie habituellement. Elles tapissent d'une part les voies aériennes et alimentaires, et de l'autre les voies génitales et urinaires. Ces deux portions sont tellement indépendantes l'une de l'autre que la première est souvent affectée dans toute son étendue sans que l'autre participe à cette altération. La première recouvre l'intérieur de la bouche et des narines, la face interne des paupières et antérieure de l'œil, les conduits du pharinx, de l'oreille, la surface interne de l'œsophage, de l'estomac et des intestins, etc. La seconde revêt la surface interne de l'urètre, de la vessie, de l'intérieur des reins, et chez la femme, elle tapisse l'intérieur de la vulve et de l'utérus.

Ces membranes sont plus ou moins épaisses; elles sont semées de villosités ou papilles qui sont de petits prolongemens nerveux, et de glandes percées de trous imperceptibles par lesquels suinte continuellement une humeur mucilagineuse. Cette humeur est tantôt limpide, tantôt visqueuse et consistante; elle varie dans les différentes parties, mais sa quantité est toujours augmentée par la présence des corps étrangers. Dans l'état d'inflammation ou de phlegmasie des muqueuses, la sécrétion de cette humeur est d'abord supprimée, puis augmentée et modifiée. Son accumulation détermine un sentiment pénible, la toux, les nausées, etc. Parmi les nombreuses inflammations des membranes muqueuses, nous citerons, l'ophthalmie, le coryza, la bronchite, la gastrite, etc.

1° *Ophthalmie (mal d'yeux).*

L'ophthalmie est l'inflammation de la membrane muqueuse qui tapisse l'extérieur du globe de l'œil.

Causes. — Tout ce qui irrite directement la muqueuse de l'œil : tels sont les coups, les chutes, les piqûres, la présence de corps étrangers, par exemple, de grains de sable, de parcelles de fer, de brins de paille, etc. ; le renversement des cils, les vapeurs acides, la fumée, la poussière, l'exposition continuelle aux rayons solaires, à une flamme vive et aux vents du nord ; le séjour prolongé dans des lieux qui réfléchissent une couleur blanche, la lecture trop assidue, ou l'habitude de fixer de très petits objets ; elle peut être provoquée par la suppression subite de la goutte, des dartres, d'une sueur habituelle, d'un vieil ulcère, des règles, etc., etc. On la voit quelquefois entretenue par la carie d'une dent, par des vers intestinaux, par un embarras de l'estomac. Elle attaque souvent les ouvriers en verrerie, les forgerons, les serruriers, les meuniers, les boulangers, les vidangeurs, etc.

Symptômes. — On éprouve d'abord un sentiment local de tension et de chaleur. Survient ensuite une douleur piquante ; le globe de l'œil présente des stries rouges-jaunâtres ; quelquefois il est entièrement rouge. La lumière augmente la douleur et force à tenir les paupières rapprochées ; la sécrétion des larmes et du mucus de la muqueuse est supprimée ou augmentée. Dans le premier cas, qui est le plus ordinaire, on éprouve un sentiment de froissement au moindre mouvement des paupières ; dans le second, il s'écoule un liquide limpide, incolore, très abondant, qui est quelquefois si âcre, qu'il excorie les parties sur lesquelles il tombe. Du deuxième au troisième jour, la rougeur et le gonflement augmentent, la douleur est plus intense, le larmoiement est continuel. Il y a quelquefois mal de tête accompagné de fièvre. Vers le neuvième jour environ, on aperçoit la diminution et la disparition successive de la chaleur, de la rougeur, de la douleur, du gonflement et du larmoiement. La matière de l'écoulement devient opaque, blanc-jaunâtre ; elle cesse d'être âcre et d'excorier la partie sur laquelle elle tombe, on peut plus facilement entrouvrir les paupières. Ces symptômes peuvent disparaître successivement ou persister à ce degré pendant un temps plus ou moins long. L'ophthalmie s'étend quelquefois jusqu'à l'intérieur des paupières ; dans ce cas leurs bords sont gonflés et rouges ; ils laissent suinter une matière opaque, blanche-jaunâtre ; la perte des cils et une ulcération plus ou moins opiniâtre en sont quelquefois la suite.

Traitement. — Le traitement de l'ophthalmie légère doit être presque entièrement abandonné à la nature, en gardant le repos, la diète, en évitant l'impression de la lumière, et en se bornant aux boissons délayantes : orge et chiendent. L'ophthalmie aiguë forte exige un traitement attentif. Durant le stade inflammatoire, on se bornera à l'usage des topiques doux, comme les cataplasmes de mie de pain et de lait, avec le safran, la pulpe de carotte ou de pomme cuite, que l'on renouvellera de deux heures en deux heures. Pour calmer même l'ardeur excessive que le malade éprouve dans les yeux, on pourra introduire, avec le bout d'une sonde, sous les paupières, le blanc d'œufs frais ou le mucilage fait avec les semences de plantain des sables, ou simplement avec la racine de guimauve. On doit se tenir couché avec la tête élevée et dans un calme parfait, et enduire les bords des paupières d'un peu de cérat pour les empêcher de se coller et prévenir le séjour des larmes âcres, en les soulevant de temps en temps. Ordinairement, du septième au onzième jour, le stade inflammatoire de l'ophthalmie aiguë forte cède : ce qu'on reconnaît à la cessation de la fièvre, de la chaleur brûlante et des douleurs des yeux, de l'affaissement des paupières et au changement contracté par la matière muqueuse, qui devient consistante et d'une qualité douce. Lors de l'apparition de ces signes qui annoncent un état de relâchement dans les parties affectées, on fera succéder les topiques astringens , comme une légère solution dans l'eau de guimauve de quelques grains de sulfate de zinc (*vitriol blanc*), quelques gouttes d'esprit-de-vin camphré dans le mucilage de semences de coing. On les insinue chaque deux heures entre les paupières, ou on s'en sert pour laver l'œil affecté. Mais de semblables topiques, si utiles dans la seconde période d'une ophthalmie grave, ou dans l'ophthalmie qui dépend d'une faiblesse de l'œil, sont très nuisibles si on les emploie dans le premier temps de l'inflammation et avant l'usage des moyens indiqués plus haut.

Dans presque tous les cas, outre les moyens que nous venons d'indiquer, on doit, suivant l'âge ou le tempérament du malade, pratiquer de fréquentes saignées, appliquer des sangsues dans le voisinage des yeux, principalement vers l'angle interne de l'œil. Mais si l'ophthalmie a paru à la suite de la suppression de quelque évacuation sanguine du nez, de l'utérus ou des hémorroïdes, au lieu d'appliquer les sangsues autour des paupières, il sera plus utile, dans le premier cas, de les appliquer aux ailes du nez, dans le second aux lèvres de la vulve, dans le troisième à l'anus.

2º *Coryza (rhume de cerveau).*

On nomme coryza l'inflammation de la membrane muqueuse qui tapisse les fosses nasales.

Causes. — Refroidissement partiel des pieds et de la tête, surtout chez ceux qui la tiennent habituellement couverte. Introduction dans les fosses nasales de vapeurs ou de poudres irritantes ; présence d'un corps étranger dans le nez, contusions de cet organe.

Symptômes. — Gêne, sécheresse, démangeaison dans les fosses nasales avec sentiment de pesanteur au front ; enchifrènement, mal de tête, éternuemens fréquens, perte de l'odorat, larmoiement, altération de la voix, suppression du mucus nasal, qui bientôt devient très abondant, liquide, séreux, âcre, excoriant le pourtour des narines, puis s'épaissit en jaunâtre ou verdâtre, et finit par diminuer graduellement de quantité. Chez les enfans à la mamelle, le coryza, en rendant impossible la respiration par le nez, les empêche de teter ; car, après deux ou trois succions, ils sont pris de toux, deviennent violets et abandonnent tout-à-coup le sein : l'examen des parties fait reconnaître facilement la maladie.

Traitement. — On réclame rarement les secours de l'art contre cette maladie, qui se dissipe le plus communément d'elle-même ou par de simples précautions contre le froid. Un bain de pieds très chaud, ou une fumigation émolliente de fleur de sureau, la guérissent presque toujours très promptement. Mais, lorsqu'elle est forte, il faut avoir recours à l'application d'une sangsue à l'ouverture de chaque narine, à l'usage continue de tisanes sudorifiques, faites avec la bourrache ou la fleur de sureau, ou bien encore la salsepareille ; prendre des bains de pieds avec moutarde très chauds, et fréquemment des purgatifs. La diète devient même alors nécessaire.

5⁰ *Bronchite (rhume, catarrhe).*

On nomme ainsi l'inflammation de la membrane muqueuse des bronches, ou des conduits qui portent l'air dans les poumons. Elle est désignée par le nom de *rhume* lorsqu'elle est légère, et de *catarrhe pulmonaire* lorsqu'elle est plus intense.

Causes. — La plus ordinaire et presque l'unique cause de cette inflammation est le froid humide agissant sur toute la peau ou seulement sur certaines parties, telles que les pieds, les épaules ou la poitrine. L'ingestion d'un liquide froid lorsque le corps est en sueur, l'inspiration d'un air chargé de poussières irritantes, etc.

Symptômes. — Ceux de la bronchite la plus légère consistent dans un peu de toux et l'expectoration de quelques crachats. Si elle est un peu plus intense, la toux est légèrement douloureuse ; l'expectoration est nulle les premiers jours, puis elle se manifeste et consiste d'abord en crachats peu épais, dont la consistance augmente ensuite à mesure que la quantité diminue. Ces nuances de bronchite sont appelées rhumes dans le langage ordinaire. Il existe encore un grand nombre de degrés de cette inflammation depuis ceux-ci jusqu'au plus élevé que nous allons décrire.

Une toux vive revenant ordinairement par quintes, accompagnée de douleurs intenses, de déchirement et de chaleur dans la poitrine, détermine la chaleur et le gonflement de la face ; le larmoiement, un violent mal de tête, ordinairement suivi de crachats rares, écumeux, et quelquefois strie de sang, en forment le principal et le plus douloureux symptôme. La plus légère impression de froid, l'action de parler ou de boire, le simple changement de position suffisent souvent pour en renouveler les quintes. Quelquefois les efforts de la

toux provoquent des nausées et des vomisse-
semens. A ces symptômes se joignent le son
clair de la poitrine à la percussion, la fréquence et la plénitude du pouls, la perte de
l'odorat et du goût, une saveur pâteuse et
douçâtre au palais et à la langue qui est
blanche, une soif modérée, quelquefois nulle,
la chaleur de la peau qui présente souvent de
la moiteur, enfin la rareté et la couleur foncée de l'urine. Tous ces symptômes sont ordinairement plus intenses le soir que dans le
jour; leur invasion est souvent précédée de
frissons, de malaise, d'éternuement, de coryza ou d'un léger mal de gorge.

Traitement. — Les nuances légères de la
bronchite, celles qu'on désigne en général
par le nom de *rhume*, guérissent souvent à
l'aide de simples précautions, telles que celle
de se vêtir chaudement, d'éviter le froid et
l'humidité, et de conserver le silence le plus
qu'il est possible. Souvent aussi ces moyens
sont insuffisans, et on est obligé d'y joindre
l'usage des infusions de violette, de mauve,
de bouillon blanc, de bourrache, de capillaire, ou des décoctions de dattes, de jujubes,
d'orge. On édulcore ces boissons avec du sucre ou du miel, ou bien avec les sirops de
gomme, de guimauve, de capillaire, et on les
coupe quelquefois avec le lait.

Toutes ces tisanes doivent être presque tièdes ; le soir, il est avantageux que le malade les prenne assez chaudes pour exciter la sueur. Les hommes habitués aux spiritueux obtiennent fréquemment de bons résultats par l'usage du vin chaud sucré, de l'eau-de-vie brûlée et caramellée, du punch. Mais ce moyen serait nuisible aux personnes dont l'estomac est irritable, et qui ne sont point accoutumées aux liqueurs.

Une bronchite intense réclame d'abord une température douce, le silence absolu et la diète complète ; ensuite, si l'oppression est prononcée, le pouls plein et large, la toux très violente et douloureuse, l'expectoration nulle ou légèrement sanguinolente, et la poitrine brûlante, il faut prescrire la saignée du bras et la répéter à courts intervalles une ou plusieurs fois ; tant que ces symptômes persistent au même degré ou ne s'amendent pas d'une manière sensible. Lorsqu'ils sont beaucoup diminués, et dans les cas moins graves, où ils sont naturellement plus légers, dès le début on parvient ordinairement à les dissiper entièrement par des applications de sangsues sous les clavicules ou sur le milieu de la poitrine. Dans les deux cas, on y joint l'une des boissons que nous avons indiquées. On y joint

l'usage des loochs, des cataplasmes émollien:
très chauds et souvent renouvelés , appliqué:
sur la poitrine. Enfin , quand les symptôme:
d'excitation générale sont dissipés, si la
bronchite se prolonge, on applique avec avan
tage un vésicatoire au bras ou sur la poi
trine elle-même.

4º Angine ou esquinancie (mal de gorge).

Nous nommons ainsi l'inflammation de la
membrane muqueuse qui tapisse les pilier:
du voile du palais et les amygdales (vulgairement les *glandes*). Sans nous arrêter aux
causes qui la produisent, et qui le plus souvent ne sont pas appréciables , nous allons
de suite en décrire les symptômes.

Symptômes. — On la reconnaît à la rougeur et au gonflement de la membrane muqueuse du voile du palais et de ses piliers. La
déglutition est douloureuse, difficile, quelquefois même impossible. Tous les malades se
plaignent de ne pouvoir avaler leur salive.
Les amygdales sont ordinairement gonflées et
recouvertes de sécrétions grisâtres qui ont
l'aspect d'une membrane. Rarement cette
inflammation est accompagnée de fièvre.

Traitement. — L'angine légère se dissipe
ordinairement d'elle-même ou à l'aide de

moyens simples, tels qu'un bain de pied, un gargarisme fait avec la décoction d'orge, le miel rosat et le vinaigre, un cataplasme émolient ou seulement un bas de laine autour du cou : mais, pour peu qu'elle soit intense, il faut avoir recours aux sangsues appliquées à la partie antérieure et latérale du cou, de trois à quatre jusqu'à trente et quarante, selon l'âge et la force des individus, et renouveler ces applications jusqu'à ce que l'inflammation se dissipe. Après l'application des sangsues on pose de suite un cataplasme émollient, et l'on tient dans la bouche comme bain local, et sans l'avaler, autant de gargarisme ci-dessus indiqué qu'on en peut garder. On observe, durant cette période d'intensité, le plus rigoureux silence ; on tient la tête élevée et l'on a soin de n'avoir ni trop chaud ni trop froid. Il est bien entendu que le malade garde la diète, et que lorsqu'il recommence à prendre de la nourriture, il fait d'abord usage de choses faciles à avaler, comme de la soupe ou des fruits acidules cuits.

5° *Coqueluche.*

La coqueluche, que l'on rattache généralement aux inflammations des membranes mu-

queuses, est une maladie contagieuse caractérisée par une toux convulsive revenant
par quintes plus ou moins longues, dans lesquelles plusieurs mouvemens rapides d'expi-
rations bruyantes sont suivis d'une inspiration
lente, pénible et très sonore. Elle attaque principalement les enfans, depuis l'âge de un à
deux ans jusqu'à la seconde dentition. Cependant on a vu des adultes et même des vieillards en être atteints.

Symptômes. — Elle commence ordinairement par l'apparence d'un simple rhume. Le
malade éprouve d'abord quelques frissons; il
est triste, abattu ou assoupi, les yeux sont
rouges, larmoyans. Il y a des éternuemens, la
face est un peu bouffie, la toux est sèche, un
peu sonore et revient par quintes, la voix est
enrouée, le pouls à peine fébrile; ou bien
au contraire il existe une fièvre assez forte
qui se reproduit quelquefois sous le type
tierce ou quotidien (voir au mot *fièvre*). Le
sommeil est troublé, l'appétit nul ou médiocre.
A cette époque, on pourrait croire à l'invasion prochaine d'une rougeole ou de toute autre maladie éruptive. Ces symptômes, qui constituent la *première période*, ou *période catarrhale*
durent ordinairement de sept à dix ou quinze
jours, quelquefois moins, rarement davan-
tage.

Bientôt la toux devient convulsive et prend le rhythme tout spécial qui la caractérise. Les quintes, d'abord plus longues ou plus rapprochées, se répètent aussi plus fréquemment durant la nuit, et bien qu'elles ne soient pas encore accompagnées de sifflement, les secousses de la toux produisent déjà le vomissement. Lorsque la coqueluche est bien confirmée, les mouvemens d'inspiration et d'expiration sont visiblement accélérés, irréguliers et incomplets, surtout chez les jeunes enfans, qui, au moment où la quinte survient, s'accrochent, pour ainsi dire, à tout ce qui les environne, afin d'avoir un point d'appui. Si c'est pendant la nuit, ils s'éveillent en sursaut et se mettent précipitamment sur leur séant. Les secousses de la toux se succèdent alors si rapidement que l'inspiration est impossible, et que la suffocation paraît imminente. La face est gonflée, rouge, ou même violette. Les yeux, larmoyans, font saillie hors des orbites, les artères superficielles battent avec force, les veines du cou sont tendues, les vaisseaux capillaires injectés. Quelquefois le sang s'échappe par le nez, la bouche, les oreilles ou les yeux, une sueur froide et abondante couvre tout le corps, mais plus particulièrement la tête, le cou et les épaules; des vomissemens ont lieu. Chez quelques enfans, on observe l'excrétion involontaire des urines ou des matières fécales. Cependant quelques petites inspirations saccadées surviennent, et bientôt une inspiration plus longue, sifflante, et caractéristique, vient terminer la quinte. Mais, parfois alors, l'accès n'est qu'interrompu, et, après une courte suspension, il reprend pour ne cesser tout-à-fait que lorsque le malade rejette par vomissemens ou simple expectoration un liquide glaireux, filant, incolore, accompagné ordinairement de matières contenue, dans l'estomac.

Chaque accès dure depuis quelques minutes jusqu'à un quart d'heure et quelquefois plus. Après l'accès, les enfans se plaignent de douleur à la poitrine. Le tête est pesante, la face et le cou restent gonflés, les yeux bouffis ; il existe un sentiment de mal-aise et de fatigue général, la respiration et le pouls sont accélérés, et les membres quelquefois agités de tremblement convulsif. Mais ces phénomènes sont de courte durée, et on ne les observe pas lorsque les quintes sont légères. La durée de cette *seconde période*, qu'on appelle *convulsive*, varie de quinze jours à un mois ou six semaines, et se prolonge quelquefois bien au-delà.

La troisième période est celle du *déclin :* pendant sa durée, qui est de huit à dix jours ou d'un à plusieurs mois, les quintes deviennent plus rares, moins longues et moins fortes ; elles sont suivies de l'expulsion d'un liquide opaque, ou de crachats épais et verdâtres , comme dans la bronchite. Le sifflement aigu qui les termine s'affaiblit peu à peu et finit par disparaître.

Traitement. — Au début de la coqueluche et tant qu'il n'existe que des symptômes de la *première période*, les remèdes les plus convenables à mettre en usage sont ceux que réclame la bronchite peu intense (voir au mot branchite). Lorsque la coqueluche est confirmée, c'est-à-dire à la *seconde période* , si les enfans sont couchés au moment de la quinte, il faut s'empresser de les mettre sur leur séant, et dans tous les cas leur soutenir la tête en leur posant la main sur le front. Lorsque les secousses de toux , malgré leur succession rapide, permettent d'avaler quelques gorgées d'eau fraîche, ou d'une boisson adoucissante, il faut leur en faire prendre ; car on a remarqué que cela abrégeait la durée et l'intensité de l'accès.

Il est utile aussi d'ôter avec le doigt les mucosités qui s'accumulent dans la bouche durant les quintes. Dans l'intervalle des quintes, s'il n'existe point de fièvre on conseille quelque tisane agréable et adoucissante. On diminue la quantité des alimens, et l'on fait prendre par jour un ou deux bains de pieds rendus irritans par le sel , le savon, le vinaigre ou la potasse. Il est bon aussi d'administrer, une fois à peu près par semaine, un vomitif consistant en ipécacuanha ou émétique , dont la dose sera d'autant plus faible que l'enfant sera plus jeune et moins fort. Il convient aussi quelquefois d'administrer un purgatif tel que manne en larmes, rhubarbe, ou calomel, pour prévenir la constipation.

De tous les moyens propres à abréger la maladie et à diminuer l'intensité des quintes, le suivant paraît avoir eu le plus de succès : On fait prendre au malade, soir et matin, une pilule d'un quart ou d'un demi-grain de belladone, en augmentant peu à peu cette dose, qui peut finir par s'élever jusqu'à quatre à cinq grains dans les vingt-quatre heures ; mais il faut associer à ces pilules un peu d'opium, parce que la belladone cause de l'insomnie. On demanderait donc au pharmacien des pilules contenant chacune un huitième de grain de belladone avec égale quantité d'opium. On commencerait par en faire prendre au malade une matin et soir, puis au bout de quelques jours on lui en donnerait deux matin et soir; puis trois, et ainsi de suite; mais on ferait ensorte que la dose de belladone, prise dans les vingt-quatre heures, ne dépassât pas quatre grains. Pour n'avoir pas trop de pilules à faire prendre à la fois, on en aurait de plus fortes les unes que les autres. Ces pilules, du reste, n'empêcheraient pas de faire usage des médicamens ci-dessus conseillés.

6º *Gastrite.*

On nomme ainsi l'inflammation de la membrane muqueuse qui tapisse les parois internes de l'estomac. Il y en a plusieurs espèces que nous allons décrire, après avoir indiqué les causes qui les occasionnent le plus fréquemment.

Causes. — Introduction dans l'estomac de substances irritantes, viandes et pain gâtés; alimens pris en trop grande quantité, eau très froide, vins frelatés, acides, alcalis, etc. La faim long-temps soutenue, les émotions très vives, les dartres et autres maladies de la peau trop brusquement supprimées, peuvent aussi occasionner des gastrites.

Gastrite aiguë. Symptômes. — Douleur dans la région épigastrique ou de l'estomac aug-

mentant par la pression, par l'introduction de
substances étrangères , par les efforts du vomissement, et consistant dans une sensation de
plénitude, de barre transversale devenant
quelquefois très violente. Appétit diminué ou
nul , soif augmentée , nausées, vomissemens
des alimens, des boissons, de glaire, et quelquefois de sang ou de bile ; ordinairement
la langue est , dans la gastrite, rouge, à ses
bords, vers la pointe. Cette rougeur est poin-
tillée ou uniforme, différens enduits la recou-
vrent , ils sont blancs, jaunâtres , noirâtres ,
humides , secs et fendillés ; les lèvres et les
dents présentent souvent le même aspect. Il
y a constipation, souvent de la toux, ordinairement de la fièvre plus ou moins intense,
mal de tête et prostration de forces musculaires.

Gastrite chronique ou *Dyspepsie. Symptômes.*
— Sensation douloureuse à l'épigastre , laquelle se dissipe en prenant des alimens, ce
qui fait dire au malade qu'il éprouve des be-
soins de manger. Gonflement , battement dans
la même région ; soif; chaleur à la paume
des mains , lassitude , mal de tête , tristesse ,
constipation.

Gastrite chronique ou *embarras gastrique.*
Symptômes. — Gêne et pesanteur à l'épigastre , inappétence des alimens, point de soif

Goût amer à la bouche, nausées, rapports, efforts de vomissemens ou vomissemens de bile; coloration en jaune des ailes du nez, fatigue, abattement.

Traitement. — Dans l'inflammation aiguë, le traitement le plus énergique doit être prescrit dès le commencement. On fera de suite une saignée copieuse selon la force de l'individu. On lui appliquera des sangsues sur le creux de l'estomac, et l'on réitérera la saignée et les sangsues jusqu'à ce que les symptômes diminuent de gravité. La diète sera absolue ; on prendra des tisanes rafraîchissantes, telles que limonades, eau légèrement vinaigrée, eau de groseille, etc. On les boira froides, très peu à la fois, et de cinq minutes en cinq minutes. En même temps on prendra des bains de pied sinapisés, ou même on appliquera des sinapismes sous la plante des pieds. On tiendra sur l'estomac des cataplasmes émolliens et tièdes.

Pour la gastrite chronique, il faudra moins insister sur les saignées et les sangsues, mais il faudra y avoir recours de temps en temps et placer les sangsues au creux de l'estomac où à l'anus. Pour le reste on suivra le traitement de la gastrite aiguë; dans les deux cas, la diète est rigoureuse, et quand on reprend de la nourriture, il faut aller par gradation, prendre d'abord du lait coupé, puis du lait pur, puis de la bouillie, puis des potages, puis enfin des légumes.

Pour triompher de la constipation, on fait prendre des lavemens laxatifs, faits avec une décoction de laitue ou de mercuriale, ou bien avec de l'huile d'olive battue dans l'eau.

7° *Entérite.*

On nomme ainsi l'inflammation de la muqueuse qui tapisse le tube intestinal; on en distingue de deux sortes, l'entérite aiguë et l'entérite chronique. Les causes étant à peu près les mêmes que celles de la gastrite, nous décrirons de suite les symptômes.

1° *Entérite aiguë.* — Tension, gonflement et ballonnement du ventre, douleur sourde et profonde en le pressant, coliques plus ou moins violentes, produisant un brisement extrême des forces musculaires, sensation de chaleur interne, vents, gargouillemens, diarrhée, souvent constipation opiniâtre, langue présentant les mêmes phénomènes que dans la gastrite aiguë, fièvre plus ou moins violente, mal de tête.

2° *Entérite chronique.* — Trois ou quatre heures après l'ingestion des alimens, on ressent autour du nombril de petites douleurs, d'abord mobiles, puis fixes, qui n'aboutissent point à l'anus et ne portent point à aller à la garde-robe. Borborygmes, constipation opiniâtre ; la région ombicale offre une certaine résistance au toucher, et devient légèrement sensible à la pression. Tristesse, faiblesse, amaigrissement, pouls petit, fréquent, plus fréquent encore après le repas, peau sèche, épiderme écailleux.

Traitement. — Le traitement de l'entérite présente la plus grande analogie avec celui de la gastrite. Tisanes de fleur de mauve, de bouillon blanc, etc., saignée et application de sangsues et de cataplasmes émolliens sur le ventre, diète et lavemens laxatifs quand il y a constipation, forment la base de ce traitement.

8° *Dyssenterie.*

La dyssenterie est l'inflammation de la muqueuse d'une des parties du tube intestinal, appelée colon.

Causes. — Une température chaude et humide, des nuits froides succédant à des journées chaudes, habitation de pays bas et marécageux, alimens malsains. La dyssenterie est souvent épidémique.

Symptômes. — Coliques plus ou moins vives,

déterminant un sentiment de tortillement qui commence à peu près vers l'estomac et va se terminer à l'anus. Besoin fréquent d'aller à la selle, s'accompagnant d'efforts considérables et souvent impuissans, suivis de déjections de quelques mucosités filantes, mêlées de stries sanguinolentes ou de sang pur, qui ne soulagent que momentanément. Etreintes douloureuses dans l'intervalle des tranchées, chaleur vive et brûlante à l'anus, faiblesse très grande et en rapport avec la violence des coliques et la fréquence des évacuations, soif vive, pouls fréquent, faible et irrégulier, respiration petite et accélérée. On doit distinguer la dyssenterie *grave* de celle qui est *legère*.

Traitement. — Les infirmeries de Bicêtre ne suffisant pas au nombre des malades, durant l'épidémie dyssentérique, dit le docteur Pinel, près de deux cents aliénés ont été guéris dans leur hospice, par la simple prescription que je fis d'une décoction de chicorée, d'oseille et de cerfeuil, avec un peu de beurre : chacun d'eux prenait environ une pinte de cette boisson dans la journée, et leur maladie s'est terminée du vingt au vingt-cinquième jour. On doit en excepter trois d'entre eux, qui étaient d'une constitution plus faible et qui ont succombé à la maladie.

Nous remarquerons néanmoins qu'il est bon de faire prendre, par intervalle, des infusions de thé, de sureau, de coquelicot, de faire des frictions sèches et répétées sur toute la surface du corps, de faire porter des vêtemens de laine et de substituer quelquefois aux boissons que nous venons d'indiquer, l'eau d'orge, l'eau de riz, en attendant que, dans une période avancée, on puisse faire prendre quelques laxatifs légers comme la manne, le tamarin, le miel. S'il y avait des vers intestinaux dans les déjections, on aurait recours aux vermifuges, l'absinthe, la rhubarbe.

8° *Vers intestinaux*.

On compte cinq espèces de vers intestinaux: le *tricocéphale*, l'*oxyure*, l'*ascaride*, le *bothriocéphale*, le *tenia*.

Le *tricocéphale* a pour caractère un corps mince, claviforme et terminé antérieurement par un appendice filiforme, qui porte la bouche; sa longueur est d'un à deux pouces; il occupe ordinairement les gros intestins, et principalement le cœcum.

L'*oxyure* offre une tête obtuse, entourée d'une membrane vésiculaire transparente. La queue du mâle contournée en spirale, celle de la femelle renflée et droite. Il a d'une à cinq lignes de longueur ; on le rencontre dans les gros intestins, et principalement dans le rectum.

L'*ascaride* ou *lombric* est caractérisé par un corps allongé, cylindrique, sillonné d'une raînure de chaque côté et aminci par les deux bouts ; une bouche en forme de petits tubes, entourée de trois boutons ou valvules et une queue un peu moins amincie que la tête. On en trouve de la longueur de six à quinze pouces et rarement de plus petits ; c'est dans l'intestin grêle qu'il séjourne.

Le *bothriocéphale* est un ver à corps articulé, mou, allongé, aplati, garni d'une tête à deux fossettes allongées, et terminé par une queue arrondie : il acquiert souvent une longueur de vingt pieds et séjourne dans l'intestin grêle.

Le *ténia* est un ver dont le corps est déprimé, allongé, articulé, et la tête armée de quatre suçoirs. Sa longueur est souvent de vingt à trente pieds ; il séjourne habituellement dans les intestins grêles.

Symptômes. – Les malades ont en général la face très pâle et comme bouffie, leur teint est plombé, ils ont les yeux ternes, la pupille dilatée, les paupières inférieures cernées, de temps en temps une petite rougeur passagère se montre à l'une des joues et quelquefois à toutes les deux ; le nez éprouve une démangeaison continuelle; il survient souvent des saignemens de nez , du mal de tête, des bourdonnemens d'oreille, l'haleine et la sueur sont fétides et aigres, l'appétit est tour à tour vorace et tout-à-fait nul, le ventre est gros, comme bouffi et rarement dur , il existe des nausées et parfois des vomissemens d'une sérosité limpide, des coliques souvent très violentes , occupant la région du nombril et n'étant pas suivies de diarrhée , se font sentir quelquefois : cependant le malade a des selles glaireuses et teintes de sang. Son urine est trouble, sédimenteuse et ressemble à du lait étendu d'eau. Le sommeil est trouble, souvent accompagné de grincemens de dents, la maigreur est considérable. Les oxyures déterminent presque toujours une démangeaison insupportable à l'anus, augmentant surtout par la chaleur du lit, et souvent même ne se faisant sentir que la nuit. Le bothriocéphale et le ténia occasionnent souvent un sentiment de tournoiement dans le ventre, et des coliques ombilicales *sans diarrhée*; enfin les ascarides ou lombrics causent quelquefois une surdité ,

une cécité, du délire, **un sentiment de stran-
gulation et même de violentes convulsions.**

Traitement. — Le tricocéphale et l'oxyure
séjournant dans les gros intestins, c'est par
des lavemens surtout qu'il faudra les combattre. Ces lavemens seront faits avec de l'eau
dans laquelle on aura fait bouillir quelques
gousses d'ail ou des plantes amères, telles que
l'absinthe, la tanaisie, la valériane, l'écorce
de racine de grenadier, la fougère mâle,
du brou de noix, ou simplement dans laquelle
on aura dissous du sel. On aide l'action de ces
lavemens par des purgatifs, tels que le jalap,
le calomel. C'est au contraire par des boissons, des poudres ou des bois qu'il faut combattre les ascarides ou lombrics, et tous les
médicamens que nous venons d'indiquer doivent être employés seuls ou combinés deux à
deux. On a recueilli aussi de bons résultats de
la fleur de soufre, prise tous les matins à la
dose de douze à quinze grains.

On obtient rarement l'expulsion du bothrio
céphale et du ténia par les vermifuges. Voici
le traitement qui semble le mieux réussir. Il
consiste dans une décoction de deux onces
d'écorce de la racine fraîche du grenadier,
dans une livre et demie d'eau, réduite à moi-
tié et administrée par fractions de deux onces

de demi-heure en demi-heure ; ou bien dans l'extrait de fougère mâle à la dose de dix-huit à vingt-quatre grains en deux prises. Le lendemain on fait prendre un léger purgatif qui expulse le ver, que l'extrait de fougère tue mais ne chasse pas. Quelquefois il faut répéter ce médicament deux ou trois fois ; mais souvent il réussit à la première. Il faut aussi prendre un purgatif le lendemain du jour où l'on a fait usage des deux onces d'écorce de racine de grenadier.

IIIe ENTRETIEN.

Des fièvres et de plusieurs autres maladies.

1° *Des fièvres.*

On appelle *fièvre* un état dans lequel le pouls est accéléré, la chaleur augmentée et le malaise général. Ce mot vient du latin *fervor*, qui exprime en même temps l'augmentation de chaleur des liquides et l'accélération de leurs cours. On distingue plusieurs espèces de fièvres : celle qui naît par suite des diverses inflammations dont nous avons fait l'histoire ;

la fièvre simple continue, et les fièvres intermittentes. Nous ne parlerons pas de la première parce qu'il suffit de mettre en usage le
traitement des diverses maladies qui l'occasionnent pour la guérir, mais nous ferons
l'histoire des deux autres, et, sans nous arrêter aux causes qui les produisent, nous décrirons de suite leurs symptômes.

Fièvre continue simple. — Symptômes. — Ex
pression de la physionomie presque naturelle,
face un peu animée, lassitude, malaise, né-
cessité de garder le lit, insomnie ou sommeil
troublé par des rêves, souvent mal de tête ;
soif augmentée, bouche pâteuse, sèche ; langue nette ou blanchâtre, selles ordinaires ou
plus fréquentes, souvent plus rares ; pouls
fréquent, chaleur uniforme, médiocre ; peau
douce au toucher, urine plus rare et plus foncée ; le soir, augmentation d'intensité de ces
symptômes, et au déclin de la maladie sédiment rougeâtre dans les urines. Elle se termine souvent par une éruption croûteuse aux
lèvres, une sueur copieuse, des urines abon-
dantes ou un léger dévoiement.

Fièvre intermittente. — Symptômes. — Les
symptômes des fièvres intermittentes se mon-
trent et disparaissent à des époques plus ou
moins éloignées. On appelle accès le temps

pendant lequel ils ont lieu. On distingue trois stades dans chaque accès.

Premier stade ou *stade du froid.* —Refroidissement, horripilation (chair de poule), frisson avec claquement de dents, commençant par une seule partie, tels que le dos, le visage, les lombes, et ruisselant de là dans les autres parties; pâleur, lividité quelquefois, marbrure de la peau, membres fléchis, rapprochés du tronc, tremblement, voix altérée, respiration laborieuse; l'air expiré est froid ; pouls petit; fréquent, quelquefois inégal; transpiration nulle, urine limpide, rare, quelquefois des vomissemens. La durée moyenne du frisson est de demi-heure à une heure.

Deuxième stade ou *stade de la chaleur.* — Le plus souvent le passage est graduel, quelquefois il est subit. Peau colorée et brûlante, système vineux turgescent, membres aussi volumineux ou plus volumineux qu'avant l'accès, pouls grand, fort, égal, accéléré ; respiration libre, haleine chaude, soif augmentée, urine rouge. La durée de ce stade varie de une à plusieurs heures. Il est rare qu'elle se prolonge au delà de quatre à cinq.

Troisième stade ou *stade de la sueur.*—Sueur subite ou graduelle, se montrant en général d'abord à la tête, puis sur le devant de la poitrine , au dos, aux cuisses. Elle est chaude, ténue et incolore; son odeur est aigre, analogue à celle du levain ; la soif, la chaleur, le mal de tête diminuent , le pouls est souple, l'urine, très foncée, dépose, en se refroidissant, un sédiment épais, semblable à de la brique pilée. La durée de la sueur diffère peu de celle de la chaleur.

Si les accès se reproduisent tous les jours, la fièvre est dite intermittente *quotidienne* ; elle est dite *tierce* s'ils se reproduisent de deux jours en deux jours, *quatre* lorsqu'ils ont lieu de trois en trois jours : souvent la fièvre change de type. De quotidienne elle devient tierce ou continue.

Traitement. — La fièvre simple continue n'exige le plus souvent aucun traitement, car elle est ordinairement éphémère. Quand elle persiste, il faut tenir le malade chaudement, lui faire faire diète , et lui donner des tisanes délayantes, orge et chiendent ; ou légèrement acidulées, limonade, sirop de vinaigre étendu d'eau , etc.

Pour les fièvres intermittentes, *pendant le stade du froid*, il faut entretenir autour du malade une douce température ou la provoquer par quelques verres d'une tisane mucilagineuse et chaude, telle que infusion de fleurs de mauve. *Pendant le stade de la chaleur*, on délivre peu à peu le malade des couvertures qu'on avait accumulées sur lui, et l'on substitue aux tisanes chaudes des boissons fraîches et acidulées. Enfin, *dans le stade de la sueur*, il convient de revenir aux boissons tièdes, et, à la fin de l'accès, de remplacer le linge mouillé par du linge chaud.

Pour prévenir le retour des accès, on a beaucoup vanté certains fébrifuges qui sont tombés en désuétude depuis la découverte du quinquina. On administrera donc, aussitôt que l'accès est terminé, dans la fièvre quotidienne, et vingt-quatre heures après, dans la fièvre tierce, une dose de *sulfate de quinine*, d'autant plus forte que la maladie est plus violente, que le malade est plus âgé, que la saison est plus froide ou plus humide, que les accès reviennent à des époques plus éloignées. Terme moyen, cette dose est, pour un adulte, de six à huit grains. On l'administre en pilules de deux ou trois grains chacune.

2º *Des abcès.*

On désigne sous le nom d'abcès toute collection de pus formée dans les parties superficielles du corps. Quand ces collections se forment dans les parties profondes , elles prennent le nom d'*épanchemens purulens*. On distingue deux sortes d'abcès , les abcès chauds et les abcès froids.

Abcès chauds. — Symptômes.—Inflammation des tissus souscutanés, frissons pendant la formation du pus, trouble plus ou moins grand dans les fonctions vitales, ramollissement dans la tumeur ; et lorsque le pus est formé on observe que les symptômes diminuent d'intensité, on éprouve une sensation de pesanteur dans la partie malade, dont le centre s'élève en pointe, et en la touchant on sent sous le doigt une fluctuation d'autant plus sensible que l'abcès est plus superficiel ou que le pus existe en plus grande quantité.

Abcès froids. — Symptômes.—Ils sont à peu près les mêmes que pour les précédens ; cependant, au début de la maladie, la tumeur est dure, à base large, circonscrite, immobile, sans chaleur ni douleur, sans changement à la peau ; enfin ils n'arrivent à leur maturité que très lentement.

Le plus ordinairement le seul remède contre les abcès, c'est de les ouvrir. On emploie pour cela les instrumens tranchans ou bien la potasse caustique, qu'on applique sur le centre de la partie malade. Mais à quelle époque est-il nécessaire d'ouvrir un abcès ; c'est là une question que le chirurgien seul peut résoudre. Si l'on ne peut aller le consulter de suite, on appliquera, en attendant, des cataplasmes émolliens sur la partie malade. Ils auront l'avantage d'amortir les douleurs et d'empêcher le mal d'étendre ses ravages.

3° *Des Tumeurs.*

On appelle tumeur toute éminence contre nature qui se forme dans une partie quelconque du corps. La tumeur diffère de l'abcès en ce qu'elle n'est pas, comme cette dernière, produite par un amas ou collection de pus. Les médecins distinguent beaucoup d'espèces de tumeurs ; mais nous ne nous occuperons ici que de celles qui sont les plus faciles à reconnaître et dont le traitement est le moins compliqué. Ces tumeurs sont le furoncle ou clou, l'orgelet et le charbon.

Du furoncle ou clou.

Le furoncle peut se montrer seul, ou multiple. Son volume dépasse rarement celui d'un œuf de pigeon ; il dépend presque toujours d'une cause interne, et se manifeste souvent chez des personnes bien portantes.

Symptômes. — Tumeur plus ou moins volu-

mineuse, circonscrite, chaude, douloureuse ,
rouge pourpre , ayant la forme d'un cône
dont la base est fort au dessous de la peau. Il
y a rarement trouble dans toute l'économie,
cependant il produit quelquefois la fièvre ; il
se termine toujours par une suppuration sanguinolente qui s'écoule par le sommet; une
matière blanchâtre, granuleuse, épaisse, semble en être le noyau (*bourbillon*). C'est une
portion du tissu cellulaire convertie en escarre et chassée par la suppuration. Si le furoncle est petit il ne s'y forme qu'une seule
ouverture; s'il est large, il s'en fait plusieurs.
Après la chute de l'escarre , il se fait pendant
quelques jours un écoulement sanieux , par
lequel la tumeur se fond insensiblement.
Quand il n'est pas traité, le furoncle disparaît;
mais aussitôt sa disparition on en voit naître
d'autres sur la même ou sur diverses parties
du corps.

Traitement. — Si l'on s'y prend dès le début, on peut faire avorter le furoncle en le
cautérisant profondément avec la pierre
infernale. Quand il ne dépend pas d'une cause
interne, d'une irritation des voies digestives,
les bains tièdes , les cataplasmes émolliens,
faits avec une décoction de têtes de pavots
ou bien humectés de laudanum si les douleurs

sont vives, sont les seuls moyens à employer contre cette maladie.

Rarement la tumeur est assez volumineuse et assez enflammée pour exiger qu'on applique des sangsues autour de sa base. Mais alors il vaudrait mieux, si le malade y consentait, inciser profondément le furoncle du sommet à la base, pour faire cesser l'étranglement, cause de tout le désordre. Les boissons délayantes et acidulées conviennent quand le furoncle dépend de l'irritation des voies digestives. Quand plusieurs furoncles se succèdent depuis long-temps, et que les organes digestifs ne sont que médiocrement irrités, on ne parvient ordinairement à les faire cesser que par l'emploi d'un vomitif, et surtout des purgatifs légers, continués durant plusieurs jours.

De l'orgelet.

On nomme ainsi le furoncle des bords libres des paupières, principalement de la supérieure. Il est ordinairement la suite d'une irritation intérieure, il peut être aigu ou chronique. Dans le premier cas, il se présente sous la forme d'une tumeur du volume d'un grain d'orge, d'un rouge livide accompagné d'une douleur vive et d'une enflure considérable de la paupière. Au bout d'un temps plus ou moins long, cette tumeur s'abcède, s'ouvre, et laisse échapper un bourbillon fort petit, dont la chute est suivie de la cessation de tous les symptômes. Dans le second cas, la maladie est beaucoup moins douloureuse et consiste dans une petite tumeur rouge et presque indolente, mais qui, après avoir persisté pendant plusieurs mois dans cet état, finit presque toujours par s'enflammer avec force, et suit alors la marche de l'orgelet aigu.

Traitement. — Il consiste en des applications de cataplasmes faits avec de la pulpe de pomme de reinette cuite et aplatie entre deux linges, dans des lotions et des bains émolliens pour l'orgelet aigu ; et pour l'orgelet chronique, dans l'application d'une mouche de dyachilum gommé sur la tumeur, jusqu'à ce qu'elle s'enflamme et prenne le caractère aigu. On lui applique alors le traitement de l'orgelet aigu.

De l'anthrax benin.

L'anthrax n'est, à proprement parler, qu'une agglomération de furoncles. Il apparaît sur la nuque, le dos, la poitrine, le ventre, les épaules, les fesses et les cuisses.

Symptômes. Période d'invasion. — Soif, manque d'appétit, enduit muqueux sur la langue, malaise, irritation gastrique (ces premiers symptômes manquent quelquefois) ; puis, apparition d'une tumeur sur une des parties indiquées plus haut, hémisphérique, circonscrite, tendue et dure, très douloureuse, d'un rouge livide accompagnée d'une chaleur brûlante et dont le volume devient quelquefois énorme en sept ou huit jours.

Période de suppuration. — La suppuration s'établit ; et la gangrène frappe les tissus étranglés. La peau se perfore, et par la pression on fait sortir du pus par un grand nombre de petites ouvertures ; la gangrène s'étend, la peau est détruite, et l'on n'aperçoit plus qu'une escarre épaisse blanchâtre ou grisâtre, et baignée par une suppuration abondante. Cette escarre exhale une odeur infecte qui diffère peu de celle des matières animales putréfiées ; la douleur, la chaleur sont générales ; la soif, l'accéleration du pouls diminuent.

Période de détersion. — La pression fait sortir du pus du fond et du pourtour de l'ulcère ; l'escarre se cerne, se détache, tombe par lambeaux, et laisse une plaie large avec perte de substance. La peau est décollée, amincie et bleuâtre sur les bords de l'ulcère.

Période de cicatrisation. — Le fond de l'ulcère se couvre de bourgeons charnus, les bords de la plaie se recollent, la suppuration diminue et la cicatrice s'opère.

Les trois premières périodes ont chacune une durée de huit ou dix jours. Celle de la quatrième est illimitée et dépend de la perte de substance que les tissus ont éprouvée.

Traitement. — Quand l'anthrax est peu volumineux, on peut tenter de le faire avorter par l'application de nombreuses sangsues dont on fait abondamment saigner les piqûres ; mais ce moyen ne réussit pas toujours, et il devient nécessaire de faire une double incision en croix, du sommet à la base de l'anthrax. Cette incision prévient la gangrène, en détruisant l'étranglement et en facilitant la sortie du pus. Du reste, que l'anthrax ait été incisé ou qu'il se soit ouvert de lui-même, le pansement consiste en pressions exercées tous les jours sur les lambeaux et le pourtour de la plaie, pour en faire sortir le pus, en lotions d'eau de guimauve ou de fleur de sureau, et dans l'application de charpie imbibée d'eau tiède légèrement aromatisée avec l'une des plantes suivantes : le tamarin, le thim, la lavande, la menthe poivrée, etc.... Lorsque l'escarre est détachée on ne doit plus employer que des bandelettes de cérat et de la charpie sèche.

Quand, au début de la maladie, la langue est jaunâtre, amère, que l'appétit est nul, qu'il y a des nausées, peu de soif, que le pouls est peu fréquent, la chaleur de la peau peu considérable, on administre un vomitif ou un purgatif. Lorsque les signes d'irritation gastrique (voir l'article gastrite) sont très prononcés, on suit à l'intérieur le traitement de la gastrite. Tant que dure la maladie il faut encore recourir aux boissons acidulées, à la diète, aux bains et aux lavemens émolliens.

Anthrax malin ou charbon.

Le charbon a pour siége les mêmes parties du corps que l'anthrax ordinaire, mais il se développe aussi au cou et au visage.

Symptômes. — Douleur et chaleur dans la partie affectée, formation d'un tubercule à base fort étendue : par le toucher, on découvre une tumeur profonde, circonscrite ; le sommet présente une vésicule contenant une matière brune ; formation d'une escarre environnée d'un engorgement pâteux d'un rouge pâle, signe d'une inflammation languissante. Quand la nature est assez forte pour expulser le mal, l'inflammation se ranime et sépare les parties mortes de celles qui sont vivantes. A ces symptômes se joi-

gnent les nausées, les vomissemens, la peti-
tesse du pouls, les syncopes, l'anxiété, la
décomposition des traits de la face, l'insomnie, le délire ; la respiration est courte, entre-
coupée par des sanglots et des soupirs, les
urines sont rares, épaisses et brique-
tées. Pendant ce temps l'enflure devient
énorme, la mortification s'étend profondément, et le malade périt dans un état gan-
gréneux en répandant l'odeur la plus fétide.
Le charbon est contagieux.

Traitement externe. — Le point capital est
de cautériser le charbon aussitôt son apparition, soit avec un fer rougi, soit avec une ou
deux gouttes d'acide sulfurique qu'on étend
sur la surface de la tumeur, ce qu'on renou-
velle si la cautérisation ne semble pas assez
profonde, soit avec de la potassé caustique
que l'on applique sur la partie malade et que
l'on maintient à l'aide d'une bande de toile.
Après avoir cautérisé, on pose autour de la tumeur de nombreuses sangsues, et lorsque le
sang a cessé de couler, on entretient sur
l'escarre de l'onguent égyptiac, ou de la
poudre de quinquina, ou du chlorure de
chaux. La plaie qui succède ensuite à la
chute de l'escarre se panse avec du cérat,
comme toutes les plaies simples.

Traitement interne. — Saignée du bras, la diète; aussitôt que la fièvre est déclarée , des boissons délayantes et acidulées, des lavemens émolliens ou laxatifs, s'il y a constipation : pour rendre le lavement laxatif, on fera bouillir dans l'eau de la mercuriale , ou bien on battra bien dans de l'eau chaude un demi-verre d'huile d'olive à laquelle on aura joint une once d'huile de ricin.

Phlegmon.

Le phlegmon est une tumeur plus ou moins volumineuse, accompagnée de symptômes inflammatoires.

Symptômes. — Tumeur circonscrite, élastique, donnant au malade une sensation douloureuse d'élancemens et de pulsations , présentant une rougeur plus au moins foncée qui disparaît sous la pression du doigt comme dans l'érysipèle. Ces symptômes vont en augmentant dans les différentes périodes de l'inflammation, et sont ordinairement accompagnés de fièvres. Le plus ordinairement cette maladie se termine par résolution ou par suppuration.

Traitement.—Dans le début, une saignée ou des sangsues sur la tumeur , puis application de cataplasmes émolliens. Quand le phlegmon

suppure, charpie enduite de cérat et recou
verte d'un cataplasme émollient. Diète ; bois
sons délayantes et acidulées.

4° *Des ulcères.*

L'on entend par ulcère une solution de con
tinuité des parties molles des corps avec sup
puration entretenue par un vice local, o
par une cause interne, ce qui le différenci
des plaies suppurantes qui ne sont entretenue
que par une irritation locale. Les ulcère
tendent à s'agrandir et les plaies à se cicatri
ser. Les ulcères peuvent affecter toutes le
parties externes du corps ; on les remarqu
surtout dans les parties où la circulation es
lente, comme aux membres inférieurs. Leur
formes sont extrêmement variables, ains
que leur aspect et la nature du pus qui s'e
écoule. En général on observe que les ulcère
ronds sont plus difficiles à guérir que le
ulcères longs. Nous ne nous occuperons ic
que des ulcères en petit nombre, qui sont l
résultat de causes locales ou externes, le
autres exigeant de trop longs détails de des
cription et de traitement.

Ulcère fistuleux.

Cet ulcère est entretenu par le décollemen

le la peau plus ou moins amincie, ou bien il pénètre plus profondément entre des muscles qui ont été isolés les uns des autres par la suppuration ou par la gangrène. Lorsque la peau n'est que décollée sans être amincie, on obtient sa réunion aux parties subjacentes par le repos, la compression d'une bande de toile, auxquels il faut ajouter quelquefois des injections stimulantes, faites avec une décoction de poudre de quinquina. Si l'amincissement de la peau est tel qu'il soit impossible de la réunir aux parties subjacentes, il faut la couper, et si les bourgeons charnus du fond de l'ulcère mis à découvert par cette excision sont moins fongueux, on les cautérise avec la pierre infernale pour les raviver, et, lorsque la plaie est devenue d'une belle couleur, on la panse simplement avec du cérat.

Ulcère calleux.

Ainsi nommé à cause de l'engorgement dur qui l'entoure. Cet ulcère occupe le plus souvent les jambes ou les pieds; on l'observe fréquemment chez les ouvriers qui travaillent habituellement dans l'eau, dans les égouts, dans les mines, les caves; chez ceux qui sont assis ou debout sans marcher. Les vieillards en sont plus souvent affectés que les adultes..

Les bords de cet ulcère sont durs, élevés, tantôt pâles, tantôt bleuâtres, quelquefois légèrement rouges. Ils sont lisses ou plus ou moins ridés ; la surface de l'ulcère est elle-même lisse, d'un rouge pâle, ou couverte de bourgeons charnus, larges, peu saillans. La quantité de pus fournie est peu considérable : ce pus est peu consistant, et quelquefois fétide. Dans le plus grand nombre de cas, cet ulcère est la suite d'une contusion, d'une entamure. Il est très sujet à récidive, surtout quand, après guérison, les malades reprennent de suite leurs travaux.

Traitement. — On commandera au malade de garder le lit ; on appliquera sur l'ulcère un plumasseau de charpie, imbibé de vin de quinquina ; on couvrira les environs d'un cataplasme de farine de graine de lin, et on réglera le régime lorsque l'ulcère sera guéri ; on entourera le membre qui en avait été affecté d'une bande de toile, modérément serrée, pour que la cicatrice ne se crevasse pas aux premiers efforts que l'on fera.

Ulcère fongueux.

Sa surface est couverte de bourgeons charnus, larges, aplatis, quelquefois isolés les uns des autres, plus souvent confondus ou très rapprochés, tantôt rose-pâle, tantôt bleuâtres, peu sensibles au toucher. Ils ont ordinairement une base large. Quelquefois ils sont pédiculés. On les voit dans quelques cas dépasser de plusieurs lignes les bords de l'ulcère.

On guérit souvent ces ulcères par la simple compression d'une lame mince de plomb appliquée sur leur surface et soutenue par un bandage. On soulève la lame une ou deux fois dans les vingt-quatre heures ; on la lave et on lave aussi la plaie avec de l'eau de guimauve. A défaut de ce moyen, on entretiendra sur la plaie, de la charpie imbibée d'une infusion d'absinthe ou bien d'eau salée ; on pourra encore la saupoudrer de rhubarbe. L'eau de chaux, les chlorures de chaux ou de soude ont aussi de bons résultats.

Lorsque les bourgeons charnus, fongueux, sont peu nombreux et pédiculés, il est plus expéditif et moins douloureux de les exciser ou de les brûler, comme plusieurs médecins le pratiquent, que d'irriter la plaie par les remèdes indiqués plus haut. Une irritation trop continue pourrait d'ailleurs la faire dégénérer en cancer. Lorsque le malade est d'un tempérament mou, lymphatique, il doit suivre un régime fortifiant, faire modérément usage du vin d'absinthe ou de tisanes amères, telle que tisane de chicorée sauvage, douce-amère, etc.

Lorsque des insectes, de la vermine couvrent les ulcères, on les nettoie avec une décoction de tabac ou de quinquina qui les détruit.

5° Brûlures.

La brûlure est une lésion des chairs opérée par l'action d'un corps chaud ou bien en ignition. Il y a trois degrés d'intensité dans les brûlures. *Premier degré* : vive irritation de la peau, qui a l'aspect de l'érysipèle par suite d'insolation, vulgairement appelée coup de soleil. *Deuxième degré* : le corps brûlant agissant fortement détermine des phlyctènes ou vésicules, et produit un ulcère superficiel semblable à un vésicatoire : cela a lieu par l'eau bouillante. *Troisième degré* : si le corps brûlant reste long-temps en contact, la partie est désorganisée, et devient d'un gris jaunâtre. Dans le premier degré la partie est rouge, chaude, tuméfiée, douloureuse ; dans le second, des phlyctènes, remplies d'une sérosité jaunâtre, paraissent plus ou moins long-temps après l'accident ; dans le troisième,

la partie brûlée présente une escarre gan-
gréneuse, croûteuse, noirâtre, d'autrefois
jaunâtre et molle. Lorsque la brûlure est
étendue et profonde, la fièvre, de nombreux
accidens généraux surviennent, et la mort
a souvent lieu.

Traitement. — Dans les brûlures au premier
degré, il faut plonger de suite la partie malade dans l'eau pure et très froide, l'y tenir
aussi long-temps qu'on le pourra, en renou-
velant l'eau à mesure qu'elle s'échauffe; puis
recouvrir l'endroit affecté de compresses im-
bibées d'eau froide vinaigrée, et humecter
ces compresses avec la même eau à mesure
qu'elles s'échauffent. Au lieu d'eau vinaigrée,
on peut employer l'esprit-de-vin étendu d'eau,
les solutions de sulfate de fer, d'alun, l'encre,
la saumure. La pulpe de pomme de terre
crue, et celle des fruits acerbes, peuvent
aussi être employées quand la peau n'est pas
enlevée. Pour éviter l'enflure de la partie
brûlée, on l'environne d'une bande de toile
que l'on serre, et que l'on arrose avec l'un
des topiques que nous venons d'indiquer.

Dans les brûlures au deuxième degré, il
faut attendre, pour ouvrir les phlyctènes,
que la douleur de l'inflammation commence
à diminuer; alors on les pique vers leur base,

on en fait écouler la sérosité par la pression; mais on n'enlève l'épiderme que quelques jours après l'avoir percée, lorsqu'elle se gorge d'une suppuration qui s'écoule difficilement; son ablation à cette époque n'est suivie d'aucune douleur. Tant que la suppuration n'est pas établie, il faut se borner à oindre la partie malade avec du cérat simple très liquide, ou avec un liniment préparé avec de l'huile de lin et de l'eau de chaux, ou bien avec de l'huile d'olive, ou de l'huile d'amandes douces, ou bien enfin avec un liniment fait avec deux parties de blanc d'œufs et une d'huile bien battue. Lorsque la douleur est vive, il est utile de mêler à l'huile plus ou moins de baume tranquille, ou de se servir d'un cérat dans lequel on a fait incorporer de l'opium en poudre. Au lieu d'oindre la partie malade avec un de ces linimens, on fera mieux d'en graisser du papier brouillard, ou des linges qu'on appliquera dessus la brûlure. Lorsque la suppuration est établie, on recouvre la plaie d'un linge enduit de l'un des mêmes topiques et percé d'un grand nombre de trous, puis on recouvre ce linge de charpie sèche destinée à absorber la suppuration.

Dans les brûlures au troisième degré, on agira comme pour celle au deuxième; seulement on ajoutera aux linimens indiqués des cataplasmes émolliens, qui accéléreront la chute des escarres. Lorsqu'au dessous de ces escarres, on sent de la fluctuation, il convient de les fendre pour prévenir le croupissement du pus, mais jamais il ne faut les tirailler lorsqu'elles tiennent encore ; il faut se borner à exciser avec des ciseaux les lambeaux flottans. Quand la suppuration est abondante, il faut faire deux ou trois pansemens par jour. Quand les brûlures ont lieu dans le pli des membres, il faut les maintenir étendus à l'aide de planchettes, afin que la cicatrice laisse aux membres la liberté de leurs mouvemens. Quand les doigts ont été brûlés, il faut les étendre sur une planchette en forme de main, dont les doigts seraient étendus et légèrement écartés.

6⁰ *Contusions, chutes.*

La contusion est l'effet d'une pression plus ou moins forte sans déchirement de la peau. Elle brise les petits vaisseaux souscutanés, et il en résulte une extravasion de sang qui, sous l'apparence d'une tache noire, prend le nom d'*ecchymose*. Quand la contusion est médiocre, l'ecchymose disparaît peu à peu, et la peau revient à son état ordinaire. Quand elle est forte, il y a réellement un dépôt sanguin, qui peut être pris pour de la gangrène, mais dont la teinte noirâtre disparaît par l'impression du doigt. Beaucoup de ces dépôts s'évanouissent d'eux-mêmes, mais on est quelquefois obligé de donner issue au sang, lorsqu'il met trop de temps à rentrer dans le torrent de la circulation. Les chutes sont une cause fréquente de contusions, et c'est à ce titre seulement que nous les mentionnerons ici. Quand elles ont lieu sur la tête, les contusions qu'elles occasionnent sont souvent dangereuses.

Traitement. — Quand les contusions peuvent occasionner des bosses, il faut avoir recours à la compression. On applique une pièce de monnaie sur la bosse, et on la maintient serrée à l'aide d'une bande de toile, durant un temps plus ou moins long ; mais ce moyen n'est utile qu'autant qu'on en use avant que l'engorgement inflammatoire se manifeste. L'eau froide, dont on imbibe des compresses qu'il faut humecter dès qu'elles commencent à s'échauffer, est un des meilleurs topiques pour les contusions récentes. L'eau vinaigrée, à laquelle on peut ajouter du sel commun ou de l'alun, du sel ammoniac, du nitre, du sulfate de fer ou de zinc, agit encore avec plus d'énergie ; l'eau - de - vie camphrée , les eaux spiritueuses dites vulnéraires, sont aussi très recommandables. Dans les chutes violentes , on ne doit user de vulnéraire à l'intérieur que pour faire cesser la stupeur qui en est la suite ; on doit les abandonner aussitôt que le pouls indique le rétablissement de la circulation.

Lorsque les chutes occasionnent dans les parties supérieures du corps ou dans les parties profondes de fortes contusions, il faut avoir de suite recours à la saignée ou tout au moins à de fortes applications de sangsues vers la partie contuse. Les bains de pieds très chauds, les sinapismes aux membres inférieurs, doivent être employés concurremment. A l'intérieur, on prend des boissons délayantes acidulées, des lavemens émolliens.

8⁰ *Hémorrhagies.*

Tout écoulement de sang hors des vaisseaux destinés à le contenir est une hémorrhagie ; quelles que soient d'ailleurs les causes de ce phénomène et le lieu où il s'opère, qu'il s'écoule au dehors ou qu'il s'épanche dans quelque partie intérieure du corps. Ce serait entreprendre un long travail que de vouloir faire l'histoire de toutes les hémorrhagies. On les classe en hémorrhagies spontanées et hémorrhagies traumatiques. Ces dernières étant du ressort de la chirurgie, nous ne parlerons que des hémorrhagies spontanées ou qui surviennent d'elles-mêmes, et parmi elles nous ne traiterons que de l'épistaxis et de l'hémoptysie.

Épistaxis ou saignement de nez.

Causes. — La jeunesse, le tempérament sanguin, la bonne chère, les boissons spiritueuses, les exercices du corps immodérés ou bien une vie trop sédentaire, une application trop assidue à l'étude, l'exposition trop prolongée au soleil.

Symptômes. — L'épistaxis est ordinairement précédé par le refroidissement des pieds et des mains, par un sentiment de tension, de chaleur, par des démangeaisons dans les fosses nazales, le mal de tête, des vertiges, des éblouissemens. Le malade est dans un accablement général; sa face se gonfle et s'anime, les yeux deviennent rouges et étincelans, les tempes battent avec force, l'urine est pâle; il y a constipation. Il s'écoule par le nez un sang vermeil et prompt à se coaguler. Si l'hémorrhagie est modérée, il lui succède un sentiment de bien-être; mais si elle s'arrête trop tôt, ou qu'elle soit supprimée avec imprudence, elle occasionne des maux de tête, des douleurs dans les membres, des coliques.

Traitement. — En général, il ne faut point arrêter l'épistaxis, car c'est un moyen dont se sert la nature pour prévenir ou guérir plusieurs maladies ; cependant, quand les saignemens de nez, trop abondans, affaiblissent beaucoup, quand la perte est trop considérable, il convient d'exposer le malade à un air froid, de tenir la tête et le tronc dans une position verticale, de comprimer la narine d'où le sang coule, d'appliquer de l'eau froide ou des compresses de vinaigre autour du nez, aux tempes, etc. Si les retours de l'épistaxis sont fréquens, s'ils sont liés à un état de plénitude, il est nécessaire d'éviter tout ce qui peut favoriser la congestion du sang vers le cerveau. On prescrit à cet effet un régime végétal, des boissons acidulées ou des boissons dans lesquelles on fait dissoudre deux gros de nitre par pintes, un exercice modéré, l'usage des purgatifs salins, une once ou une once et demie de sulfate de magnésie par purgation. Il est quelquefois avantageux de faire une saignée de bras.

Hémoptysie ou crachement de sang.

L'hémoptysie ou crachement de sang est l'hémorrhagie de la membrane muqueuse qui tapisse les voies aériennes depuis l'arrière-bouche jusqu'aux dernières ramifications des bronches dans les poumons.

Causes. — Cette maladie attaque ordinairement les jeunes gens et les adultes. Ceux qui ont la poitrine mal conformée, qui sont maigres, sujets aux épistaxis, très sensibles, irritables, colères. Elle a souvent pour cause un régime trop restaurant, le défaut d'exercice, l'impression de poussières irritantes sur les poumons, la compression et la gêne de la poitrine, des efforts violens et soutenus de chant et de déclamation, le froid des extrémités, une nouvelle triste, etc.

Symptômes. — L'hémoptysie est précédée ordinairement par un léger refroidissement des mains par des horripilations, la pâleur de la peau, la toux, la difficulté de respirer, le sentiment de bouillonnement avec chaleur et pesanteur dans la poitrine, la douleur de tête, la chaleur et la rougeur des pommettes. Le sang rejeté est vermeil et écumeux en quantité plus ou moins grande.

Traitement. — Repos et diète, boisson comme pour l'épistaxis. Dans l'intervalle des attaques, exercice modéré des facultés physiques et intellectuelles. Durant les attaques, garder une position horizontale , boire une décoction de graine de lin édulcorée avec du sirop d'orgeat. Au lieu des boissons précédentes, on peut aussi prendre une décoction de racine de consoude acidulée avec le sirop de vinaigre , et des pilules composées avec la conserve de rose et le nitrate de potasse, celui-ci dans la proportion d'un quart. Quinze jours après la dernière attaque, on fera bien de prendre du sirop de quinquina dans une infusion de tilleul et de camomille, de se mettre à l'usage du lait, et de se donner modérément de l'exercice.

8º *Hémorrhoïdes.*

Les hémorrhoïdes s'observent le plus ordinairement chez les personnes qui sont assises une grande partie de la journée , qui vont souvent à cheval ou en voiture , qui s'assèyent ordinairement sur un siége concave percé ou moelleux et qui font de grands efforts pour aller à la selle ; chez les femmes âgées ; les personnes de plus de trente ans usant d'alimens échauffans et de boissons excitantes, et qui font abus de purgatifs. On

les observe quelquefois périodiquement chaque mois.

Symptômes. — Sentiment de tension, de pesanteur , de petits élancemens et de démangeaisons dans le voisinage de l'anus. De fréquentes envies d'aller à la selle et d'uriner,
existent tantôt sans écoulement sanguin, tantôt avec écoulement sanguin ou muqueux
plus ou moins abondant. Il se forme en outre
assez souvent de petites tumeurs à l'anus,
soit au dehors, soit au dedans ; variables en
nombre, en volume et en forme, sèches ou
saignantes, douloureuses, tendues et chaudes,
d'autrefois indolentes et flasques.

Traitement. — Les hémorrhoïdes n'exigent,
dans un grand nombre de circonstances, aucun traitement. C'est même une chose qui
tourne quelquefois à l'avantage de l'individu , surtout quand elles sont périodiques
et accompagnées de flux de sang. Mais
quand l'engorgement qu'elles occasionnent
rétrécit trop le rectum et cause de trop vives
douleurs , il faut appliquer un bon nombre
de sangsues à l'anus, garder le lit, faire diète,
prendre des boissons délayantes et acidulées,
des lavemens émolliens, et appliquer des cataplasmes de farine de graines de lin sur la
partie malade.

IVe ENTRETIEN.

Des Aphtes.

On donne ce nom à de petits ulcères superficiels et ronds qui occupent l'intérieur de la bouche, le palais, la langue et les gencives. Les aphtes de la bouche sont les plus communs chez les enfans, et précèdent ordinairement ceux des autres parties. En prévenant les premiers, on pourra venir à bout de prévenir les autres.

On recommande de laver la bouche avec de l'eau ou du vin de sauge miellé, et un peu de vitriol de zinc. A cet effet, la nourrice met un petit linge autour de son doigt, le trempe dans la décoction, et le pose d'heure en heure sur tous les endroits de la bouche où elle aperçoit des taches blanches.

Mais s'il arrive que les aphtes aient une couleur noire, qu'ils soient étendus et profonds, alors le mal est sérieux ; ce sont des aphtes symptomatiques qui annoncent le scorbut, etc., et qu'il faut confier à des médecins prudens.

On a observé que les enfans qui prenaient un lait trop vieux ou aigri, et qui étaient malpropres, étaient sujets aux aphtes. Quelquefois les dents et la fièvre les font naître ; il faut les traiter avec attention, quand ils sont très confirmés, et surtout internes.

La cause des aphtes paraît être une humeur alcalescente et corrosive, qui s'est fixée aux glandes milliaires de la bouche.

Les enfans sont plus sujets aux aphtes que les adultes ; le fond de la bouche en est surtout attaqué.

Cette maladie venant le plus souvent de la mauvaise qualité du lait de la nourrice, on doit examiner quel est son genre de vie, quels sont ses travaux, sa nourriture et ses habitudes. Si rien n'oblige à la changer, on tâchera d'adoucir ses humeurs, en lui prescrivant un régime convenable, des bouillons rafraîchissans, les tisanes d'orge, les bains et quelques purgatifs légers. On purgera aussi l'enfant avec le sirop de chicorée ou de fleurs de pêcher. On lui lavera souvent la bouche avec une décoction d'orge, un peu de miel rosat et le sirop de mûres.

Quand les aphtes résisteront à ces remèdes, et feront toujours plus de progrès, on les touchera avec le collyre de Lanfranc dont on aura imbibé un pinceau, et l'on penchera ensuite en avant la tête de l'enfant, afin de le faire cracher.

A l'égard des adultes, si les aphtes sont en petit nombre, il suffira de les toucher avec la pierre de vitriol bleu, avec l'esprit de soufre ou de sel. S'ils étaient en grand nombre, on aurait recours aux saignées, aux purgatifs, aux lotions de vinaigre et d'une décoction d'orge avec un peu de miel ; on prescrirait un régime adoucissant et humectant. En Allemagne, on déterge ces sortes d'ulcères avec l'eau dans laquelle on a éteint un fer rouge, le safran et un peu de sucre. Les autres espèces d'aphtes, n'étant que les symptômes ou les effets de quelque maladie, céderont à l'usage des remèdes indiqués dans ces mêmes maladies.

Des Coliques.

On donne le nom de colique à une douleur qui se fait sentir dans le bas-ventre, surtout dans le trajet que fait l'intestin colon ; d'où l'on a tiré le nom de colique. On distingue différentes espèces de coliques, à raison du siége de la douleur et des causes qui les ont fait naître : ainsi on appelle colique d'estomac, celle qui a son siége dans ce viscère; colique hépatique, celle qui est fixée à la région du foie; néphrétique, celle qui se fait sentir à la région des reins ou dans le trajet des uretères; hémorrhoïdale, celle qui est causée par l'embarras que le sang forme dans les vaisseaux hémorrhoïdaux, et qui est fixée au rectum principalement.

La colique change encore de nom à raison de ses causes : ainsi on en reconnaît de bilieuses, d'indigestion, de dyssentériques, pituiteuses, sanguines, spasmodiques, venteuses. On reconnaît encore la colique de miséréré, celle des peintres, enfin la colique de Poitou, ou colique végétale, que l'on a long-temps confondue avec celle des peintres, mais qui est une maladie différente.

Colique bilieuse. — La colique bilieuse est celle qui est excitée par une bile âcre qui irrite et corrode les membranes des intestins. Cette maladie a son siége dans les intestins grêles, mais surtout dans le duodénum. Elle est fréquente parmi les jeunes gens d'un tempérament vigoureux, athlétique et sec, qui boivent beaucoup de vin ou des liqueurs spiritueuses, qui sont colériques et emportés : quelquefois cette espèce de colique vient tout à coup après que l'on a bu de l'eau froide pendant l'été, ou lorsque la transpiration est supprimée par quelque cause.

On donnera quelques lavemens adoucissans avec les feuilles de mauve, la graine de lin, les racines de guimauve et l'huile d'olive. On prescrira des bouillons dans lesquels on fera entrer l'oseille ou l'alléluia. La boisson ordinaire du malade sera du petit-lait, de la limonade, de l'oxycrat, de l'eau nitrée, de l'eau de poulet ou de veau. On fera aussi sur le ventre des fomentations émollientes; et, si les douleurs ne se calment pas, on donnera quelques gouttes de laudanum, ou bien un verre de décoction de tête de pavot dans l'eau de riz froide : les demi-bains sont quelquefois le remède le plus efficace dans les coliques bilieuses qui menacent d'inflammation.

Colique d'indigestion. — La colique d'indigestion n'est pas de longue durée : elle succède à des excès dans le manger; souvent un autre excès du même genre la fait cesser, et la dyssenterie achève la guérison.

Colique hystérique. — Les symptômes qui l'accompagnent sont, l'obscurcissement de la vue, les défaillances et l'abattement de l'esprit; les malades rendent par les selles des matières verdâtres; les douleurs ne sont point fixes, mais tantôt dans une partie du bas-ventre, tantôt dans une autre; quelquefois ces douleurs cessent pendant quinze jours ou trois semaines, et reviennent ensuite avec plus de fureur que jamais.

Les femmes qui ont un tempérament flegmatique et pituiteux sont plus sujettes que les autres à la colique hystérique. Celles qui ont déjà essuyé des accès de vapeurs, ou qui ont été affaiblies par des accouchemens laborieux, ne résistent guère à ces coliques; elles succombent, pour l'ordinaire, à la violence des douleurs.

L'expérience a fait voir que les lavemens émolliens ne font qu'irriter le mal dans la colique hystérique : les purgatifs n'auraient pas un meilleur effet, lorsque l'on n'a pas des indices sûrs que l'estomac et les intestins sont remplis de matières dont le séjour entretient la maladie; les saignées ne conviennent pas non plus, à moins que le sujet ne soit d'un tempérament sanguin, vigoureux et pléthorique.

Colique pituiteuse ou glaireuse. — La colique glaireuse doit son existence à des matières visqueuses et devenues âcres, qui sont arrêtées dans les intestins grêles et dans les gros intestins. Le signe caractéristique de cette maladie est une douleur fixe en un point du bas-ventre ; il semble au malade qu'on lui enfonce une pierre à l'endroit où il ressent cette douleur. On prétend que cette espèce de colique se fait le plus sentir dans l'hypocondre gauche, et qu'elle est commune parmi les personnes hypocondriaques.

La faiblesse de l'estomac et le vice des digestions sont les causes éloignées de la colique pituiteuse ; c'est avec les bouillons stomachiques, dans lesquels on fera entrer les sels neutres, qu'il faut traiter cette maladie.

De la migraine.

La migraine peut être le résultat d'une trop grande irritation nerveuse ou de l'abondance du sang ; mais le plus souvent elle est due à un mauvais état de l'estomac ou des intestins, à ce qu'on appelle en médecine un embarras des premières voies. Voilà, selon nous, les trois uniques causes de la migraine proprement dite ; car nous n'entendons pas nous occuper ici de ces maux de tête qui simulent la migraine, et qui sont occasionnés par une maladie des os de la tête, par une compression du cerveau, ou par la présence d'insectes dans les sinus frontaux, cas assez rares, si toutefois il en a existé.

1° *Traitement de la migraine causée par l'abondance du sang.* — Cette variété de la migraine est facile à reconnaître. D'abord les malades ont éprouvé des pesanteurs dans la tête quelque temps avant l'accès. Le visage est rouge, les battemens des tempes sont très prononcés, et la douleur est celle qui fait dire aux malades qu'ils reçoivent des coups de marteau dans la tête. Le pouls est large et plein.

Lorsque tous ces signes se trouvent réunis, il faut se hâter de tirer son sang, soit en faisant ouvrir la veine du bras ou celle du cou, soit en appliquant une vingtaine de sangsues derrière les oreilles ou à l'anus. Il est bon d'observer que l'application des sangsues est quelquefois plus efficace à l'anus qu'au cou. Dans ce dernier cas, elles agissent localement, au lieu que dans le premier elles agissent aussi par dérivation, c'est-à-dire qu'elles attirent le sang dans les parties inférieures, et qu'elles dégorgent en même temps le système sanguin du bas-ventre.

Mais, quel que soit le mode d'évacuation sanguine que l'on adopte, on n'obtiendrait qu'un résultat momentané, si l'on n'avait soin de se soumettre à un régime relatif moins excitant. Ainsi, on fera usage de légumes préférablement à la viande, dans les repas; on prendra des boissons acidules, telles que l'eau de groseilles, la limonade, l'orangeade, etc.

Si, malgré la saignée, l'accès persistait, on en modèrerait l'intensité en appliquant sur le front des compresses trempées dans de l'eau froide légèrement aiguisée avec du vinaigre, ou bien en faisant des frictions avec de l'éther, de l'eau de Cologne, ou avec toute autre liqueur dont l'aptitude à s'évaporer promptement détermine sur le front un refroidissement subit; en même temps l'on met les pieds dans l'eau chaude contenant un peu de farine de moutarde. Jamais l'espèce de migraine dont nous parlons n'a résisté à ce traitement. Il n'en est pas de même de la seconde espèce, celle qui a pour cause une grande irritabilité nerveuse.

2° *Traitement de la migraine nerveuse.* Cette variété domine principalement chez les femmes; elle dépend entièrement du tempérament nerveux, et elle est d'autant plus difficile à guérir que l'irritabilité nerveuse est plus grande. Cette espèce de migraine cède cependant à l'emploi des moyens suivans. Il faut d'abord isoler entièrement le malade, c'est-à-dire le mettre à l'abri du bruit, de la chaleur, et d'une trop grande lumière. Après avoir bassiné le front avec de l'éther ou de l'eau de Cologne , on lui fait respirer le mélange suivant :

Prenez : Alcool..................... 1 livre.
         Ammoniaque liquide..... 4 onces.
         Camphre................. 1 once.
         Huile d'anis............. 1/2 gros.

On peut en faire préparer une moins grande quantité en conservant les proportions.

Après avoir fait respirer pendant quelque temps cette liqueur, on en imbibe des compresses que l'on applique sur le front.

Il est inutile de dire que , si le ventre n'était pas libre, il faudrait, avant tout, administrer un lavement. Quelque tenace que soit une migraine nerveuse, il est infiniment rare qu'elle résiste à l'emploi de tous ces moyens.

5º *Traitement de la migraine due au mauvais état des organes digestifs.* — Les personnes qui sont sujettes à cette espèce de migraine, et le nombre en est grand, ont habituellement la bouche amère , surtout le matin ; leur langue est blanchâtre, leurs digestions sont quelquefois pénibles, et toujours accompagnées de beaucoup de vents , soit par en haut, soit par en bas. Leur tempérament , sans être nerveux , est cependant irritable , surtout aux approches de l'accès ; elles ont le teint bilieux; elles supportent difficilement l'usage des liqueurs fortes ; chez elles les accès durent quelquefois plus de vingt-quatre heures.

Ces individus ne peuvent espérer la guérison de leur mal que de la persistance qu'ils sauront mettre à combattre les mauvaises dispositions de l'estomac et des intestins. Pour entretenir la liberté du ventre , il sera bon de faire usage de l'eau de veau ou de poulet, du bouillon aux herbes , et notamment du petit-lait, et cela pendant long-temps ; d'avoir recours aux lavemens toutes les fois qu'il sera nécessaire , et de ne jamais laisser passer trois jours sans aller à la selle. On fera choix des alimens qui passeront le mieux et qui seront en même temps le plus agréables. L'exercice au grand air, et la promenade à cheval ou en voiture , sont des moyens qui produisent un effet merveilleux.

Pendant les accès , on emploie les moyens que nous avons indiqués pour la migraine nerveuse. Pour les prévenir, il faut faire usage pendant quelque temps de poudre de rhubarbe, qu'on prend au moment du dîner, à la dose de dix à douze grains, entre deux cuillerées de soupe, jusqu'à ce que les selles soient bien régulières.

Après cela, on fait usage, pendant sept à huit jours, des pilules suivantes :

Prenez :

Extrait de méniante.................. 1 gr.
Poudre d'aloès succotrin. |
   — de rhubarbe..... | de chaq. 1/2 gr.

Mêlez exactement, et divisez en vingt-quatre pilules, dont on prend deux avant chaque repas.

Nous nous rendrions coupables d'une omission impardonnable aux yeux de certaines personnes, si, parmi les remèdes de la migraine, nous ne faisions aucune mention des bagues métalliques. Nous ne saurions les recommander comme spécifiques ; mais nous nous garderons bien de les proscrire, convaincus que nous sommes de leur innocence. Nous invitons cependant les personnes atteintes de la migraine et qui ont foi aux bagues, à ne pas négliger le traitement médical, comme nous conseillons aux hémorroïdaires de ne pas se contenter de porter des marronsd'Inde dans la poche droite ou gauche de leur habit.

De l'indigestion.

L'indigestion est un accident si fréquent, que nous croyons devoir donner d'amples notions sur ses causes, ses symptômes, ses effets, ainsi que sur le traitement qu'elle exige.

Causes. — Les causes de l'indigestion sont de deux sortes : elles proviennent, 1º des alimens, 2º de quelques circonstances concomitantes des repas.

La température des alimens est rarement une cause directe d'indigestion. Cependant on a observé que, chez les personnes faibles, les boissons à la glace déterminent presque toujours un trouble plus ou moins grand dans les organes digestifs. Nous ne pensons pas que les alimens trop chauds aient le même inconvénient, parce que, le palais et les organes du goût ayant pour la chaleur une susceptibilité plus grande que l'œsophage et l'estomac, les alimens ne pénètrent dans ces derniers organes qu'après avoir été jugés et accueillis par les premiers, qui les repoussent nécessairement quand ils sont à une température trop élevée.

Il n'en est pas de même des alimens essentiellement indigestes ; l'usage seul peut les faire connaître, et leur impression sur les organes du goût ne peut servir à faire juger de leur innocuité : les détails dans lesquels nous allons entrer seront un guide plus sûr à cet égard.

Les alimens indigestes par eux - mêmes sont :

1° Les *crudités :* les alimens crus sont généralement indigestes, du moins pour beaucoup de personnes , car il y en a de privilégiées auxquelles rien ne fait mal. Nous mettons dans cette catégorie les fruits non mûrs , les végétaux , racines , feuilles ou autres parties, qui n'ont pas subi de coction ; la salade , les radis , raves , artichauts verts , qui sont en général indigestes , outre qu'ils sustentent peu ou point.

2° *Les alimens durs ;* comme les viandes des vieux animaux, les substances trop compactes, les tendons, les cartilages , les ligamens; ces substances sont en général indigestes , d'abord parce que les dents n'ont pu exercer sur elles une mastication suffisante, puis parce que les sucs digestifs n'ont pu les amollir suffisamment pour en former un chyme parfait, à quoi leur peu de division est un obstacle.

3° *Les alimens visqueux* sont également indigestes , mais par une raison contraire. Les trop jeunes animaux, ou certaines parties des adultes, contiennent trop de mucilage, et enduisent l'estomac d'une couche glutineuse qui rend la digestion très difficile. Le veau , chez beaucoup de personnes, cause des indigestions ; les pieds de mouton , de veau , de bœuf, les grenouilles, les limaçons, etc. , sont indigestes pour beaucoup de sujets , à cause de la grande quantité de parties glaireuses ou visqueuses qu'elles renferment.

4º *Les alimens acerbes* , acides , ne sont pas moins indigestes que les précédens ; ils agissent sur l'estomac d'une manière particulière, et provoquent fréquemment l'indigestion. Les fruits verts, ceux qui sont naturellement acerbes, comme les grenades, les coings , les nèfles, les citrons , les groseilles non mûres, le raisin dans le même état , sont très indigestes ; les enfans et beaucoup de femmes aiment ces alimens , ainsi que ceux qui sont assaisonnés avec le vinaigre ; mais ils leur causent toujours des maux d'estomac qui les forcent d'y renoncer bientôt.

5º *Les alimens fermentescibles* sont indigestes en ce qu'ils éprouvent des combinaisons nouvelles dans les organes digestifs qu'ils dilatent : circonstance qui rend la digestion

douloureuse. Ceux qui renferment du mucilage et du sucre , tels que les raisins , les fé-
cules peu cuites, les alimens très composés, fer-
mentent dans l'estomac, et sont souvent cause
d'indigestion. Les alimens venteux , comme la
plupart des légumes secs , haricots , pois,
lentilles, ne sont peut-être pas distincts, sous
ce rapport, des fermentescibles , et produisent presque les mêmes phénomènes pendant
la digestion ; ils sont regardés en général
comme indigestes pour les estomacs délicats.

6° Enfin , *les alimens détériorés*, gâtés, etc. ,
sont indigestes suivant leur degré d'altération, et ils doivent par conséquent être re-
poussés de toutes les tables. On pense bien
que ce conseil s'adresse beaucoup moins aux
heureux du jour qu'à la classe laborieuse
et productive du peuple.

L'indigestion reconnaît aussi pour cause
quelques circonstances concomitantes des repas. La digestion se trouble facilement, par
exemple, lorsqu'on prend des alimens immédiatement après avoir fait un exercice violent, après un accès de colère , de chagrin,
de joie même , après une attaque de nerfs. Il
faut toujours attendre pour manger que le
trouble excité par ces diverses causes ait entièrement cessé. On regarde aussi comme des

causes fréquentes d'indigestion les travaux
de l'esprit ou du corps repris trop promptement après le repas ; le défaut d'exercice
pour les personnes qui ont l'habitude d'en
prendre un peu ; un exercice inaccoutumé ,
tel que le mouvement d'une balançoire ou
d'une escarpolette , le roulis d'un vaisseau ;
l'impression subite du froid au moment ou la
digestion commence ; la gêne de l'estomac,
une violence exercée sur cet organe ; pour
les personnes nerveuses, l'influence actuelle
ou seulement le souvenir de quelque circonstance dégoûtante , et même l'aspiration d'o-
deurs très fortes , de gaz délétères, tels que
l'acide carbonique, etc. ; enfin l'excès des alimens et des boissons.

Une seule des causes que nous venons d'é-
numérer suffit pour produire l'indigestion ;
à plus forte raison l'estomac peut-il être troublé lorsque plusieurs d'entre elles réunissent
leur influence.

Symptômes. — Le premier symptôme de
l'indigestion consiste dans un sentiment
de gêne, de pesanteur de l'estomac, qui est
dû à la plénitude de cet organe, que cette
plénitude soit causée par la trop grande
quantité d'alimens ingérés , ou qu'elle soit
due au développement de certains gaz qui

distendent ce viscère. Ce symptôme se manifeste surtout chez les personnes vaporeuses qui ont habituellement l'estomac bruyant ; une quantité d'alimens même assez légère suffit quelquefois pour le produire. L'air qui s'échappe alors par la bouche est en partie celui qui a été entraîné dans l'acte de la déglutition , et en partie composé des gaz qui se forment dans l'estomac au commencement de la digestion. Au reste , sa nature est toujours en rapport avec celle des alimens ; le plus ordinairement il s'y mêle un goût acide qui semble être le résultat de l'action du suc gastrique sur les substances nutritives; quelquefois sa fétidité est insupportable.

La plénitude amène avec elle la gêne de la respiration et celle de la circulation ; ces deux fonctions sont trop liées à celles de l'estomac, soit à cause du voisinage de leurs organes , soit à cause des sympathies qui les unissent , pour qu'elles ne participent pas au trouble apporté dans l'un d'eux.

Si la plénitude est excessive, le rejet des matières alimentaires devient inévitable , les malades pâlissent, se trouvent mal au point de perdre quelquefois connaissance, et cet état dure jusqu'à ce que l'estomac soit convenablement désempli.

Le mal de tête arrive assez fréquemment à la suite des efforts que le malade a faits pour débarrasser son estomac ; peut-être est-il dû uniquement au sang qui se porte violemment à la tête, consécutivement à ces efforts ; peut-être aussi est-il le résultat des sympathies qui unissent l'estomac au cerveau.

Les derniers symptômes de l'indigestion sont les borborygmes et les évacuations alvines, soit fluides, soit consistantes. Lorsque les alimens mal élaborés par l'estomac ont franchi l'ouverture pylorique de cet organe, les symptômes de l'indigestion se passent alors dans la partie inférieure du canal digestif. Il est rare, en effet, que le chyme remonte du duodénum dans l'estomac pour être rejeté par la bouche ; lorsque cet accident a lieu, il est grave, et il tient presque toujours à une cause violente, à un désordre puissant, tel que celui qui résulterait, par exemple, de l'indigestion de substances vénéneuses. Mais dans l'indigestion simple, la présence des alimens mal élaborés dans l'estomac s'annonce par des borborygmes, terme qui désigne le bruit particulier qui se fait entendre dans le ventre de certaines personnes chez lesquelles ce symptôme est habituel, quoiqu'il ne soit pas chez elles un signe infaillible d'indigestion. Ce gargouillement, qui est dû au mouvement des gaz qui se déplacent dans les intestins, s'accompagne le plus souvent de douleurs violentes qui ne cessent que lorsque ces gaz se sont échappés par l'extrémité inférieure du canal digestif. L'hydrogène sulfuré dont ils sont en grande partie composés donne lieu à l'odeur insupportable qu'ils développent.

Enfin tous ces phénomènes de l'indigestion se terminent par des évacuations alvines. Lorsque celles-ci surviennent, tous les symptômes supérieurs, tels que le vomissement, la plénitude de l'estomac, la gêne de la respiration disparaissent, et le malade se sent complètement soulagé. Il est rare pourtant que ces évacuations s'arrêtent tout de suite. L'irritation qu'elles produisent dans les dernières portions du tube digestif donne à cet organe une sensibilité tellement vive, qu'elle se manifeste par une diarrhée de plus ou moins longue durée, mais qui n'excède pas le troisième jour chez les personnes dont les organes digestifs n'étaient point dans un état primitif d'irritation.

Nous ferons ici une réflexion qui n'est pas sans utilité pratique ; c'est que les alimens, une fois troublés dans leur marche régulière à travers nos organes, sont incapables de fournir des matériaux nutritifs de bonne qualité; il faut donc qu'ils soient éliminés d'une manière ou de l'autre, soit par la voie de l'estomac, soit par les voies inférieures. Tous les efforts qu'on ferait pour les retenir seraient nuisibles, et il est de la dernière importance de ne pas le tenter, car le système digestif ne commence à se refaire de cette secousse passagère que lorsqu'il a été complètement débarrassé de ces matières étrangères devenues des causes puissantes d'irritation.

Traitement. — En indiquant les causes qui déterminent l'indigestion, nous avons donné les moyens de l'éviter. Lorsque, par le défaut de précaution ou par toute autre cause, on sent survenir un dérangement quelconque de l'estomac immédiatement après le repas, il suffit quelquefois, pour rétablir l'équilibre, de faire usage d'une légère infusion de thé, ou bien d'un peu d'eau sucrée aromatisée avec quelques gouttes d'eau de fleurs d'oranger. Ce liquide a pour objet alors de diminuer l'irritation produite dans l'estomac par les alimens, de délayer ces derniers et de faciliter ainsi leur dissolution. Dans d'autres cas, où la constitution individuelle fait présumer que la gêne que l'on éprouve est due à la faiblesse et non à l'irritation des organes digestifs, une infusion de café, une petite dose de liqueurs spiritueuses remplissent le même but en fournissant à l'estomac la tonicité nécessaire pour accomplir une digestion régulière; mais ce dernier moyen exige une grande réserve dans son emploi, et une connaissance bien positive du tempérament de la personne à laquelle on doit en faire l'application. Une erreur, dans ce cas, aggraverait le mal au lieu de le diminuer.

Lorsque l'indigestion est déclarée, la conduite à tenir diffère selon la longueur du temps qui s'est écoulé après le repas. La première indication à remplir consiste dans l'évacuation des matières alimentaires, qui sont alors l'unique cause du mal : or, celles-ci se trouvent ou dans l'estomac ou dans les intestins, ou bien dans ces deux ordres d'organes à la fois. Deux à trois heures suffisent en général pour convertir les alimens en chyme, et les faire passer dans le duodénum ou premier intestin; lorsqu'il y a trouble, ils résistent plus long-temps à l'action chymifiante de l'estomac; ainsi il est probable que, trois heures après le repas, cet organe doit encore contenir quelques alimens dans un cas d'indigestion. Il suit de là que, même après que cet espace de temps s'est écoulé, il est important d'évacuer l'estomac en excitant le mouvement antipéristaltique. On y parvient, tantôt en titillant la luette à l'aide d'une barbe de plume, tantôt avec un peu d'eau chaude; d'autres fois enfin il faut s'aider d'un peu d'émétique ou d'ipécacuanha. Lorsque ces moyens ont totalement déblayé l'estomac, on administre quelques tasses d'une boisson aromatique, telle que l'infusion de fleurs de camomille, de tilleul ou de mélisse, et le calme ne tarde pas à se rétablir entièrement. Si le vomissement persiste et que le malade soit tourmenté par des nausées, quand il y a lieu de présumer que l'estomac ne contient plus aucun reste d'alimens, on calme ces symptômes, qui ne sont que l'effet d'une irritation nerveuse de ce viscère, en prenant quelques gouttes de jus de citron dans un peu d'eau sucrée froide. Ce moyen est excellent pour mettre fin au tourment indicible que font éprouver ces indigestions fortuites, sans cause connue, qui surviennent à la suite d'un repas où le plaisir de la table entraîne au-delà des bornes prescrites par la nature aux facultés digestives. Au reste , la médecine n'a pas de plus puissant moyen de calmer les vomissemens les plus rebelles que l'emploi des acides ; et la fameuse potion dite de Rivière n'a d'efficacité que par l'acide carbonique qui s'en dégage dans l'estomac , et par la combinaison nouvelle qu'éprouvent dans cet organe les principes constituans de cette recette.

Lorsque l'espace de temps qui s'est écoulé après le repas fait présumer que les alimens ont franchi l'ouverture pylorique , ce n'est plus aux vomitifs qu'il faut avoir recours. On doit employer alors les boissons délayantes et laxatives , telles que l'eau de veau , de poulet , le petit-lait , le tartre stibié en lavage , qui se prépare en faisant dissoudre un grain de cette substance dans une grande quantité d'eau une ou deux pintes administrées par verre d'heure en heure. Ces moyens hâtent le passage de la matière alimentaire à travers les organes digestifs inférieurs ou les *secondes voies* , comme on a coutume de les désigner. On se sert aussi avec avantage , dans ce cas , de deux à quatre gros de sel de Glauber ou de sel d'Epsom dans une légère décoction de chicorée sauvage ou toute autre boisson aromatique et laxative. En général, il serait nuisible de faire usage de purgatifs violens, tels que le séné ou l'aloès, malgré la coutume des Anglais. On favorise l'action de ces moyens par l'emploi des lavemens, soit simples, soit composés, avec un peu de miel de mercuriale ou de sel de Glauber à la dose d'une once; mais il ne faut pas oublier que le but auquel on doit tendre est l'évacuation complète des matières alimentaires, et par conséquent il convient de s'arrêter lorsque cet effet a été complètement obtenu.

Chez les personnes pléthoriques, l'abondance du sang peut faire croire quelquefois à une congestion imminente, d'autant plus à craindre que les efforts occasionnés par le vomissement tendent à porter avec violence le sang vers les extrémités supérieures. Dans ce cas, on a souvent agité la question de savoir s'il était convenable de pratiquer une saignée. Un homme de l'art peut seul juger de l'opportunité de ce moyen; il est donc urgent d'avoir recours à ses lumières. Mais nous devons ajouter aussi que, même alors, l'indication d'évacuer l'estomac ne change pas, parce que le point essentiel est de détruire la cause qui produit les accidens. Il faut donc favoriser les évacuations en attendant des secours d'une autre nature. Il existe, d'ailleurs, des observations bien précises dans lesquelles on a vu la congestion cérébrale, qu'offrait le phénomène principal de l'indigestion, disparaître à la suite du vomissement, et la saignée devenir par conséquent inutile là où elle paraissait le plus impérieusement commandée. Au reste, les praticiens les plus habiles sont d'accord à ce sujet.

Considérations sur l'emploi de la moutarde en médecine.

La moutarde est une plante de la famille des crucifères, et par conséquent de la même famille que le cresson, le navet, les raves, les choux et plusieurs autres plantes alimentaires. La graine est la seule partie de la plante qui soit usitée.

En médecine, on emploie la moutarde noire et la moutarde blanche. Toutes deux contiennent une huile fixe, douce, que l'on obtient par expression, et une huile volatile âcre et piquante à laquelle la substance doit les propriétés que l'on y recherche.

Moutarde noire. Elle est plus active que la blanche, et s'emploie toujours en poudre et pour l'usage externe. On la mêle avec de l'eau, ou on en forme des cataplasmes auxquels on a donné le nom de *sinapismes*. Dans l'un comme dans l'autre cas , elle attire le sang vers la partie avec laquelle elle a été mise en contact et y produit une rubéfaction d'autant plus prononcée que le contact a été plus prolongé.

On applique la moutarde aux pieds toutes les fois que le sang se porte avec trop de violence vers les organes de la partie supérieure du corps ; et si ce médicament n'est pas à lui seul un remède héroïque , il est au moins, dans tous les cas , un puissant adjuvant que l'on ne doit jamais négliger de mettre en usage en attendant les secours de l'hom   l'art.

Les bains partiels , avec addition de farine de moutarde , agissent d'une manière plus prompte , mais moins énergique et moins durable que les sinapismes. En outre, l'état du malade les rend souvent difficiles à administrer, et des précautions sont nécessaires pour ne les donner ni trop chauds ni trop froids. Il est cependant de règle que le malade doit toujours les prendre à une température aussi élevée qu'il peut les supporter. La durée ordinaire d'un bain de pieds est de huit à douze minutes , et l'eau ne doit pas monter plûs haut que la cheville. Chez les vieillards, dont la circulation est plus lente et chez qui l'appel du sang à la surface de la peau est plus difficile, on administre ordinairement les bains de pieds jusqu'à mi-jambe, et on les prolonge jusqu'à une demi-heure. Chez les enfans, au contraire, deux ou trois minutes suffisent le plus souvent pour obtenir l'effet désiré. Une rubéfaction bien prononcée indique, dans tous les cas, que l'on est parvenu au but qu'on se proposait.

Les sinapismes ont, comme nous l'avons dit, une action moins prompte que les bains partiels, mais elle est plus profonde et plus soutenue. On a cru pendant long-temps et beaucoup de personnes, des médecins même, croient encore que le sinapisme agit plus promptement et plus vivement lorsque la farine de moutarde est délayée avec du vinai-gre au lieu d'eau. C'est une erreur que cha-cun peut vérifier par une expérience com-parative fort simple ; nous l'avons exécutée nous-même, et voici le résultat que nous avons obtenu. Un sinapisme fait avec de la farine de moutarde et de l'eau commence à se faire sentir après deux minutes d'appli-cation ; au bout de huit minutes, il cause un sentiment de brûlure très-vif, et au bout de dix, toutes les parties environnantes elles-mêmes sont douloureuses au toucher; le sinapisme a produit alors tout l'effet désirable. Lorsque le vinaigre a servi d'excipient, ce n'est qu'après sept ou huit minutes que de légers picotemens sont ressentis, et il en faut plus de vingt pour obtenir un effet aussi prononcé que dans le cas précédent. Ces expériences, faites avec le plus grand soin, ont été souvent renouvelées, et constamment elles ont eu un résultat semblable. Au reste, la promptitude de l'action d'un sinapisme est toujours subordonnée à la sensibilité de la partie avec laquelle il est mis en contact.

Les sinapismes doivent être appliqués au coude-pied, et non pas à la région plantaire, comme on le fait souvent. L'épiderme, organe inerte, très épais dans cette dernière partie, met obstacle à leur effet. La durée d'application est indiquée par la douleur qu'ils occasionnent; mais, si l'état du malade ne lui permet pas de sentir leur action, il ne faut jamais les laisser plus d'une demi-heure, de peur de donner lieu à des vésications profondes qui sont toujours très difficiles à guérir.

Les sinapismes aux pieds doivent être

employés dans les coups de sang, les apoplexies, les convulsions, toutes les fois qu'un malade est dans un état de torpeur et d'anéantissement qui annonce que le sang se porte au cerveau, toutes les fois enfin que l'on veut ranimer la *vie de relation*. Appliqués entre les deux épaules, les sinapismes sont un moyen puissant pour arrêter les hémorrhagies utérines. Quand il s'agit d'appliquer la moutarde à des enfans, afin de ménager la sensibilité si délicate de leurs organes, il faut se servir d'un cataplasme de farine de graines de lin, que l'on saupoudre légèrement de farine de moutarde.

Les bains de pieds sinapisés conviennent dans les maux de tête de toute espèce, dans les maux de gorge, les catarrhes aigus (rhumes), les enrouemens, les ophthalmies aiguës, les érysipèles de la face et de toute autre région de la tête, les hémorrhagies nasales et pulmonaires, les aménorrhées, etc.

Moutarde blanche. — La graine de moutarde blanche est mise en usage, depuis quelque temps, comme un moyen laxatif. On l'emploie entière, et on l'avale sans la mâcher. Il y a à Paris un marchand de foin qui la conseille pour toutes les maladies. Un temps viendra peut-être où les gens raisonnables cesseront de se laisser duper par ces assertions mensongères, qui n'ont jamais d'autre but que le lucre aux dépens de la crédulité publique. Il n'y a jamais eu et il n'y aura jamais de panacée, de médicament universel; il faut plaindre les gens qui en cherchent sérieusement, et honnir ceux qui prétendent en avoir trouvé et qui veulent les vendre.

La graine de moutarde blanche est employée avec succès dans les atonies de l'estomac et des intestins, pour stimuler ces organes et pour combattre les constipations opiniâtres qui en sont la suite. La dose est d'une à deux cuillerées à bouche matin et soir.

TABLE.

PREMIER ENTRETIEN.

Des inflammations en général, et de l'inflammation de la peau en particulier.

Érysipèle.   11
Rougeole.   12
Scarlatine.   14
Urticaire.   15
Gale.   16
Dartres.   18
— furfuracée.   20
— squammeuse.   21
— crustacée.   22
— rongeante.   24
— pustuleuse.   *Ibid.*
— phlycténoïde.   25
— Érythémoïde.   26
Variole (petite vérole).   27
Teigne.   32

DEUXIÈME ENTRETIEN.

De l'inflammation des membranes muqueuses.

Ophthalmie (mal d'yeux).   33

Coryza (rhume de cerveau). 43
Bronchite (rhume de poitrine, cathare). 44
Angine ou esquinancie (mal de gorge). 48
Coqueluche. 49
Gastrite (mal d'estomac). 55
Entérite (mal de ventre). 58
Dyssenterie. 59
Vers intestinaux. 64

TROISIÈME ENTRETIEN.

Des Fièvres et de plusieurs autres maladies.

Fièvre continue. 66
Fièvre intermittente. *Ibid.*
Des abcès. 69
— abcès chauds. 70
— abcès froids. *Ibid.*
Tumeurs. 71
— furoncle ou clou. *Ibid.*
— orgelet (vulgairement loriot). 73
— anthrax benin. 74
— anthrax malin ou charbon. 77
— phlegmon. 79
Ulcères. 80
— fistuleux. *Ibid.*
— calleux. 81
— fongueux. 82
Brûlures. 84

Contusions, chutes.   87
Hémorrhagies.   89
   —   épistaxis (saignement de nez).   90
   —   hémoptysie (crachement de sang).   92
   —   hémorroïdes.   93

QUATRIÈME ENTRETIEN.

Des aphtes.   95
Des coliques.   97
De la migraine.   101
De l'indigestion.   107
Considérations sur l'emploi de la moutarde en
   médecine.   120

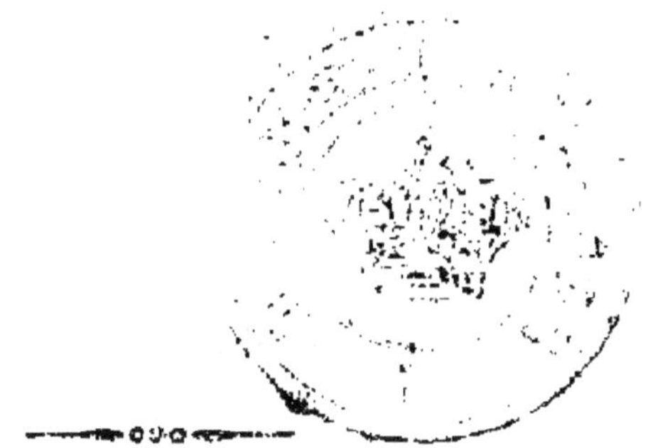